井藤尚文
ITO NAOFUMI

痔《じ》ってなぁに？

～誰でも分かる痔の基礎知識～

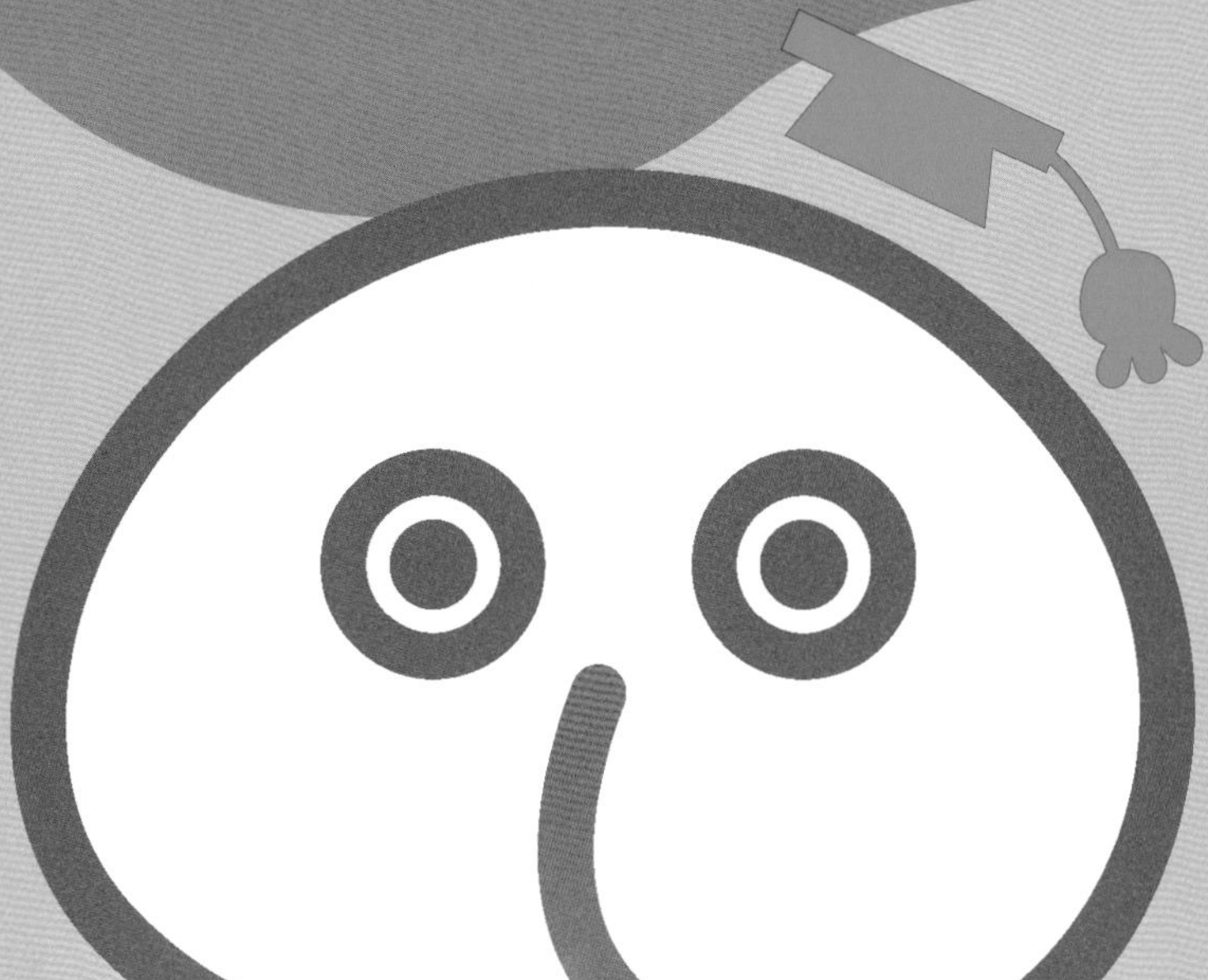

幻冬舎
MC

はじめに

「痛過ぎて耐えられない……」
「恥ずかしくて誰にも相談できない……」
「治したいけど治療が怖い……」

肛門科を受診される方の多くは、こうした不安を抱えながら、恐る恐るクリニックの扉を開きます。

実は、痔《じ》というのは珍しい病気ではありません。私はこれまでたくさんの患者を診てきましたが、経験上、現在の日本において成人の約6割は痔を患ったことがあると考えています。しかしながら、周囲に相談しづらいという理由で、深刻な状態になるまで病気を放置してしまう方が数多くいます。そして結果的に症状が悪化し、痛みが増したり臭いが出てきたりすることで、日常生活に支障を来してしまうのです。

こうしたことを防ぐためには、一人ひとりが痔に関する正しい知識を身につけることが

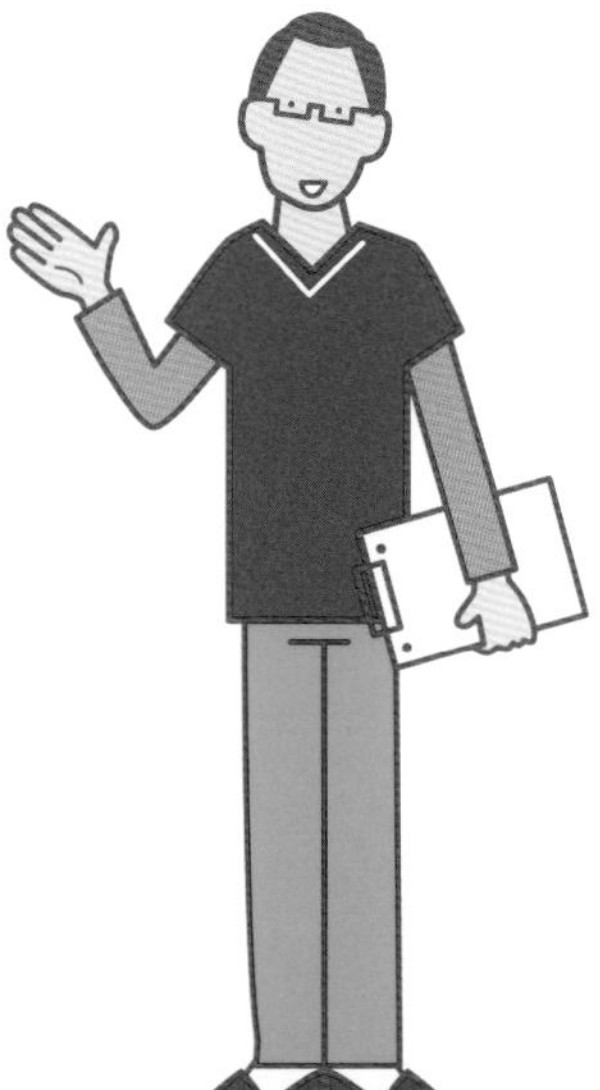

大切ですが、そういう機会やツールが十分にそろっているとはいい難いのが現状です。

私は大学卒業後、病院勤務を経て、１９９４年に痔の日帰り手術のクリニックを開院しました。これまで2万８０００人以上の痔の治療に当たり、近年は年間１２００件ほどの日帰り手術を行っています。

一般的に肛門は繊細な部位といわれているため、「治療が難しいのでは？」と思われる方もいらっしゃるかもしれませんが、体の構造さえ正しく理解していれば適切な治療を行うことができます。

本書では、痔で悩まれている方向けに「痔とはどういう病気なのか」「何が原因で起こるのか」という基礎的な知識や現在の治療法、症状を悪化させないために日常生活で気をつけるべきポイントなどについて、イラストや図版を多く用いて分かりやすく解説します。

周りの人に相談しづらいことだからこそ、自分で正しい情報を集め、解決に向けて行動していかなければなりません。

本書を通じて、少しでも痔で思い悩む方の一助になれたら幸いです。

目次

第3章

どうやって痔を治す？

自分に合った治療法を見つけよう！

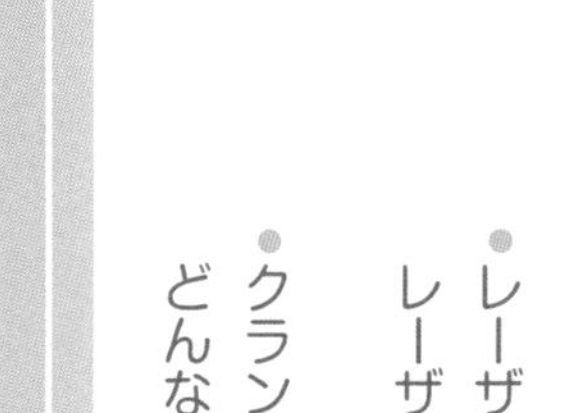

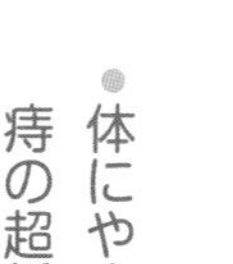

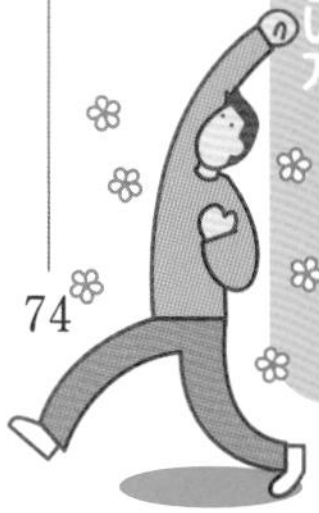

第1章

「痔になった」って
どういうこと？

肛門の機能と
痔の種類を知ろう！

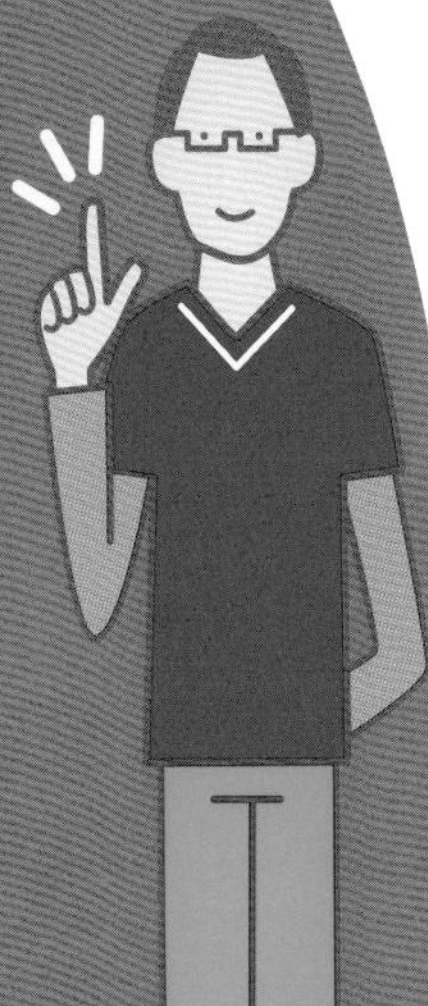

痔は肛門まわりのトラブルの総称

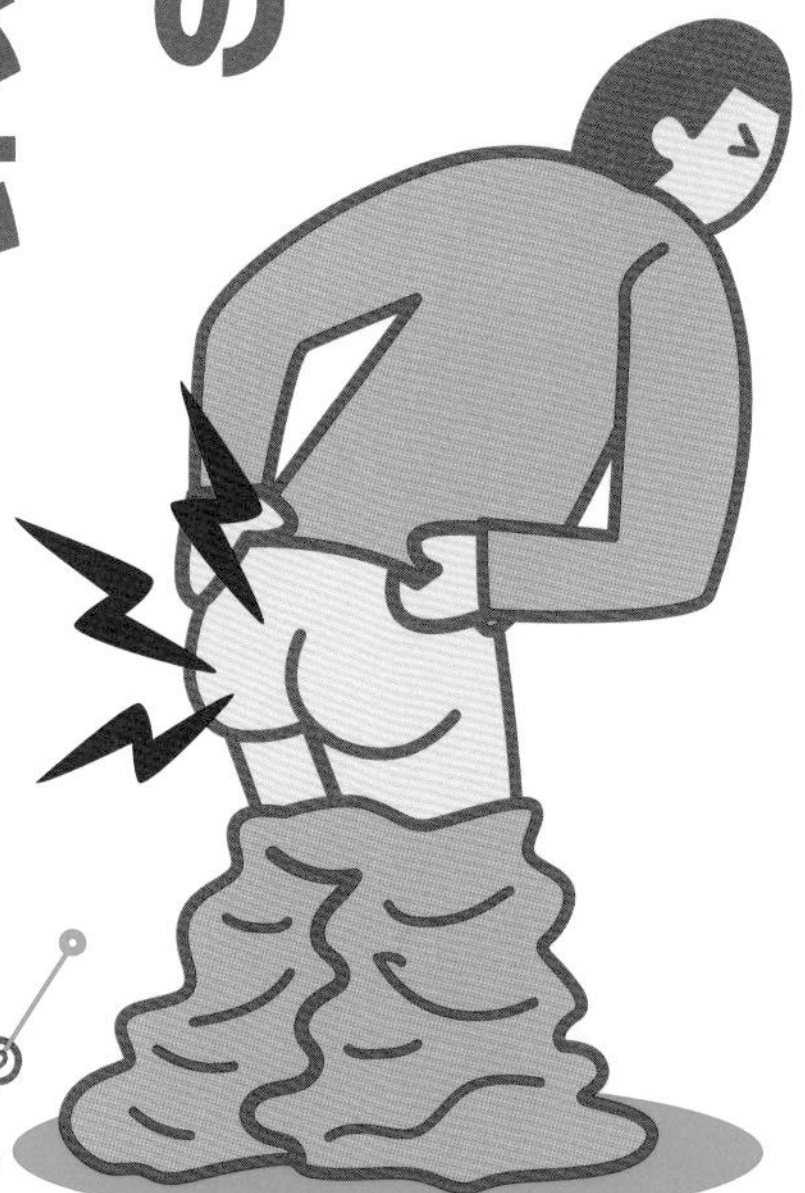

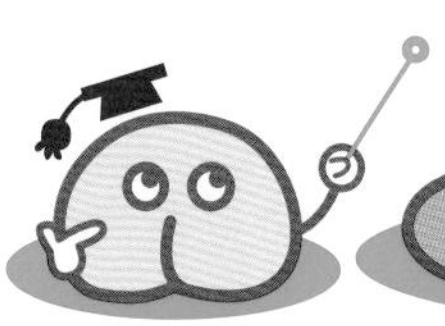

「痔」は疒《やまいだれ》に寺と書きます。お寺に入るまで、つまり死ぬまで治らない病気という意味がありました。しかし、今は、痔は適切な治療によって完治する病気になりました。

第1章では、痔の種類や、おしりの構造と排便のメカニズムについて説明します。

痔はおしり周辺の病気の総称

主なもの3つ
痔核、裂肛《れっこう》、痔ろう

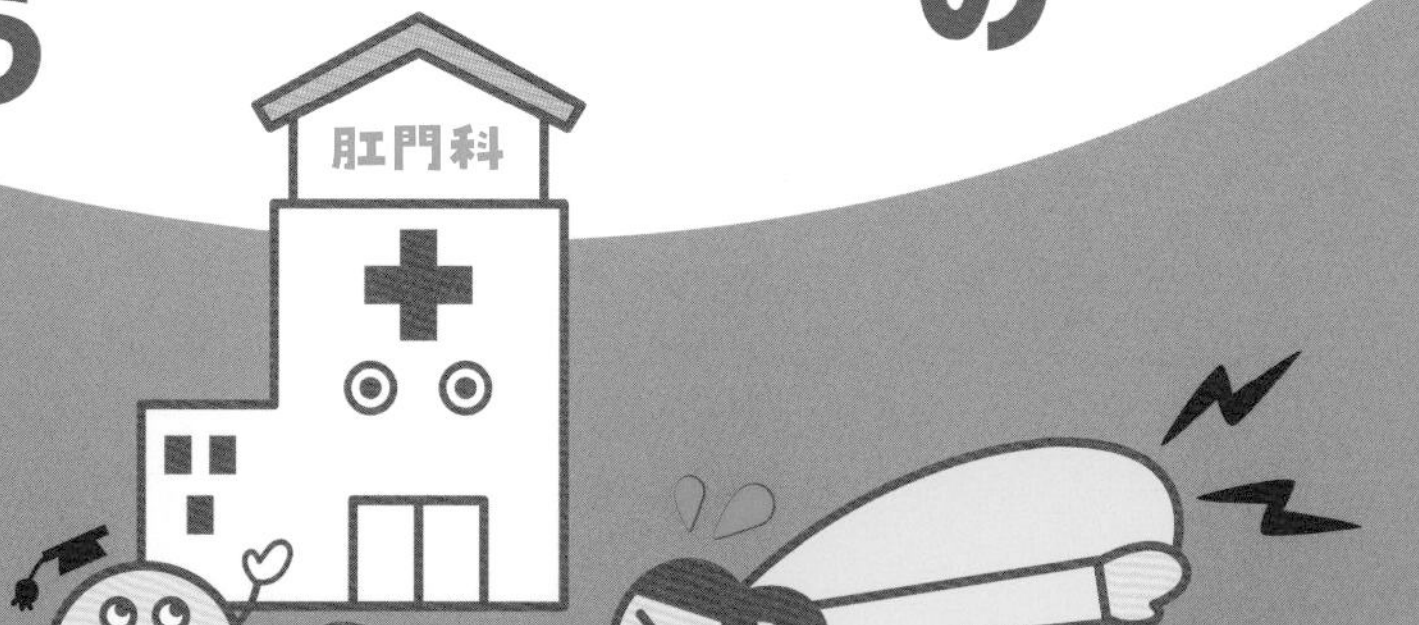

痔核＝いぼ痔

↓肛門の血管のうっ血によるしこり

裂肛＝きれ痔

↓肛門が裂けること

痔ろう＝あな痔

↓肛門の内と外をつなぐトンネル

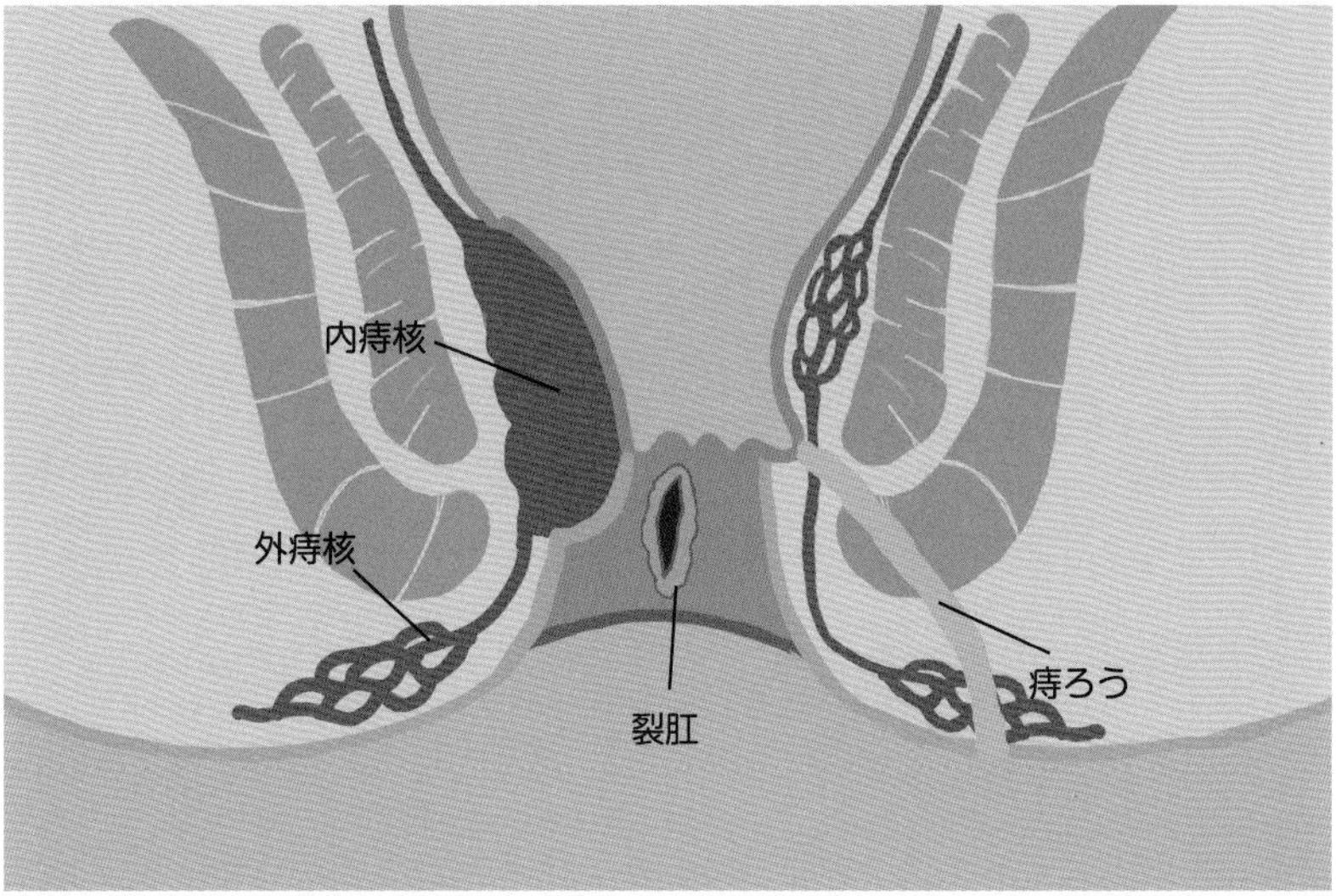

肛門の解剖を知れば痔が分かる

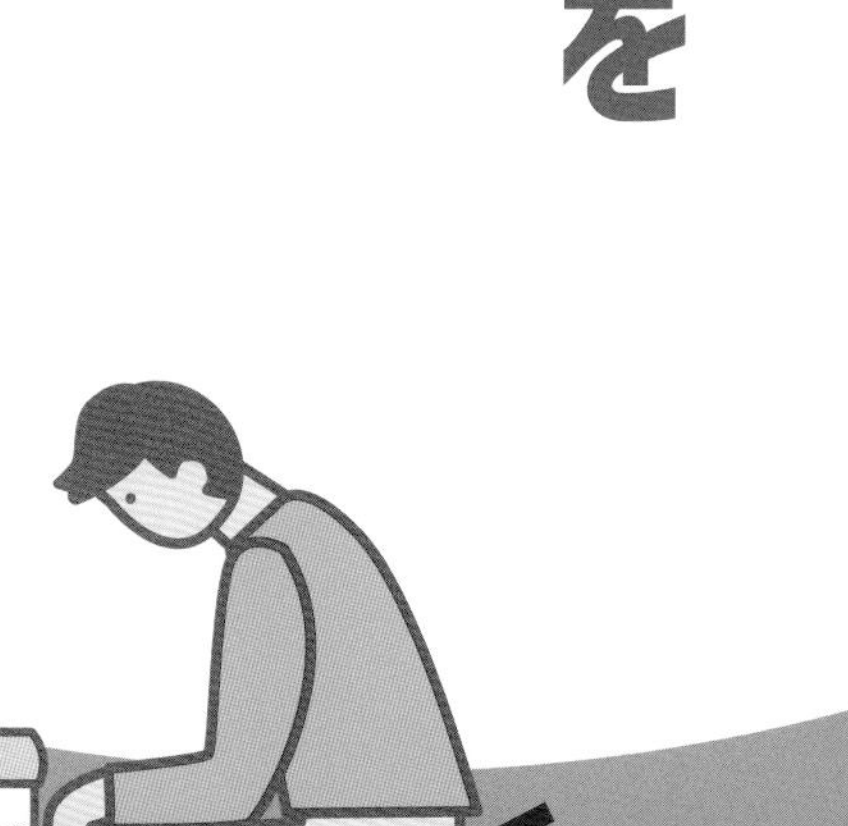

痔と解剖の関係

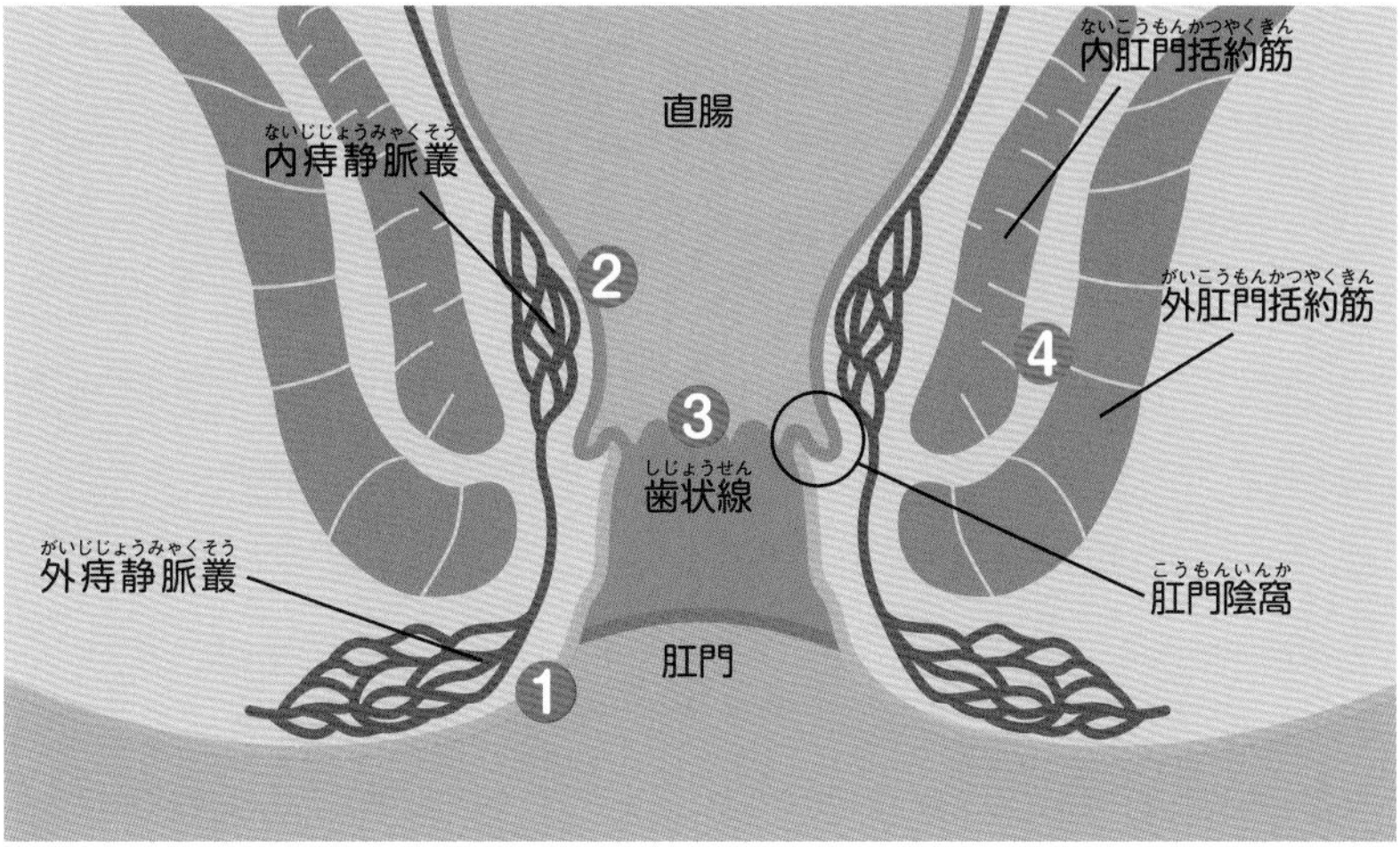

①	外痔静脈叢のうっ血➡外痔核・中間痔核
②	内痔静脈叢のうっ血➡内痔核
③	直腸－肛門接合部（歯状線）が脆弱➡痔ろう
④	肛門括約筋の緊張と痙攣《けいれん》 ➡裂肛の肛門狭窄・排便後疼痛

痔核＝いぼ痔のできかた

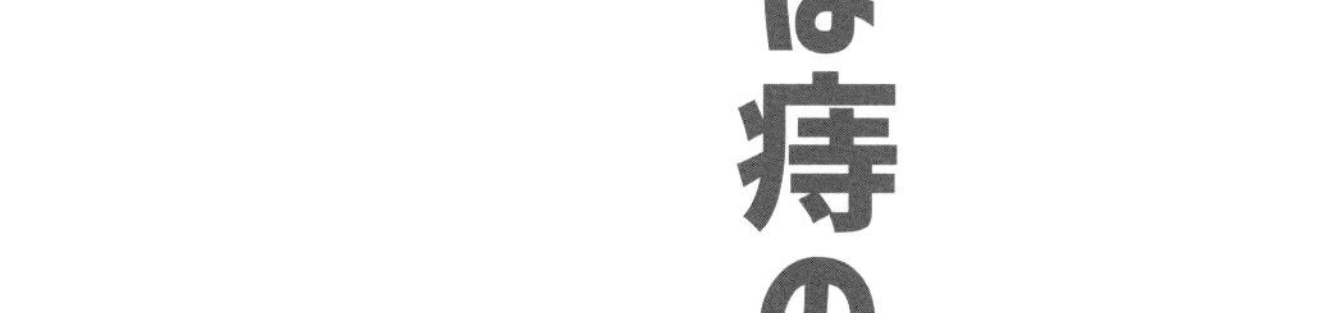

痔核＝いぼ痔

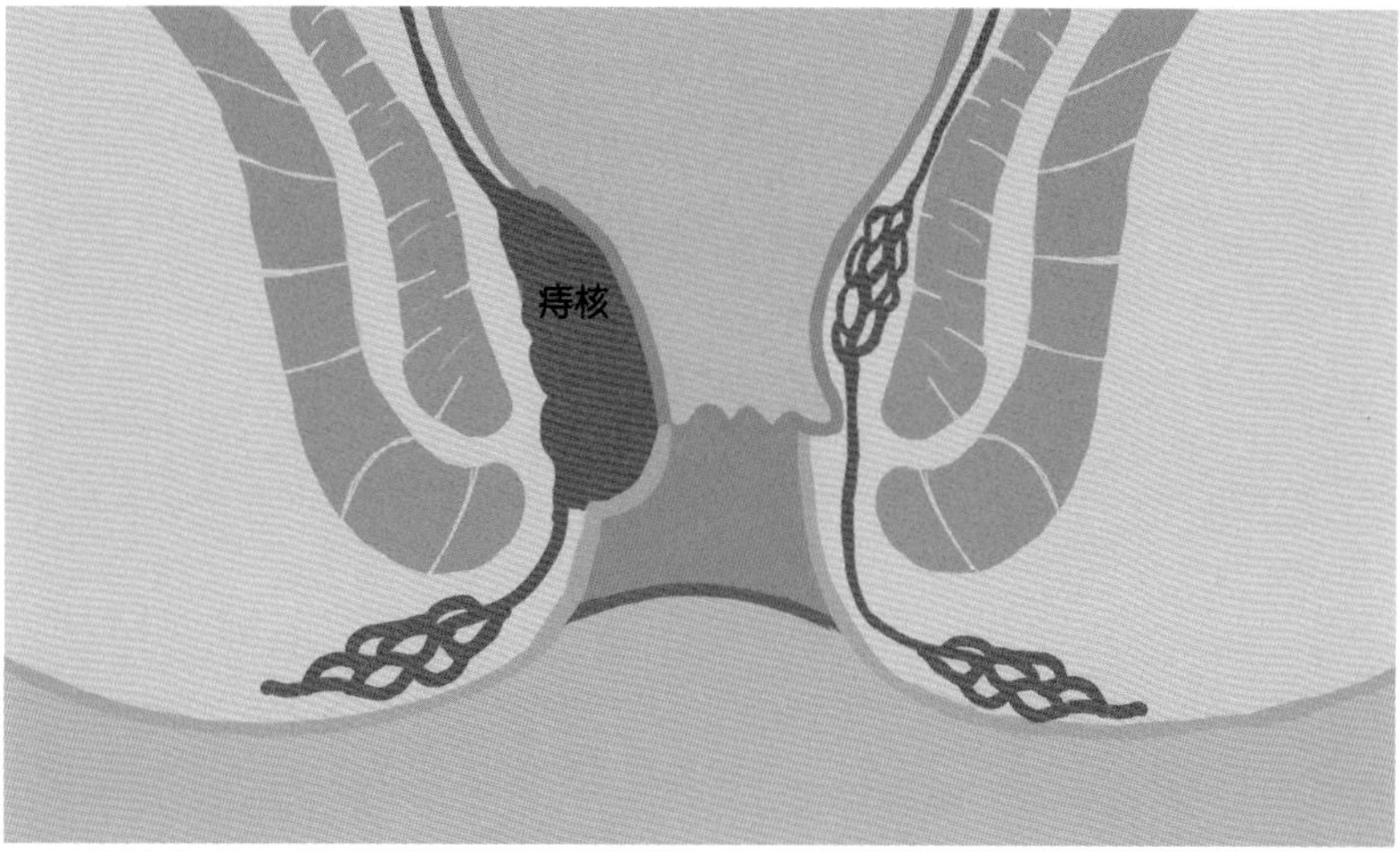

肛門に圧力の負荷

↓

肛門部の血管がうっ血

↓

うっ血によって
しこりができる

↓

痔核

裂肛《れっこう》＝きれ痔の できかた

裂肛＝きれ痔

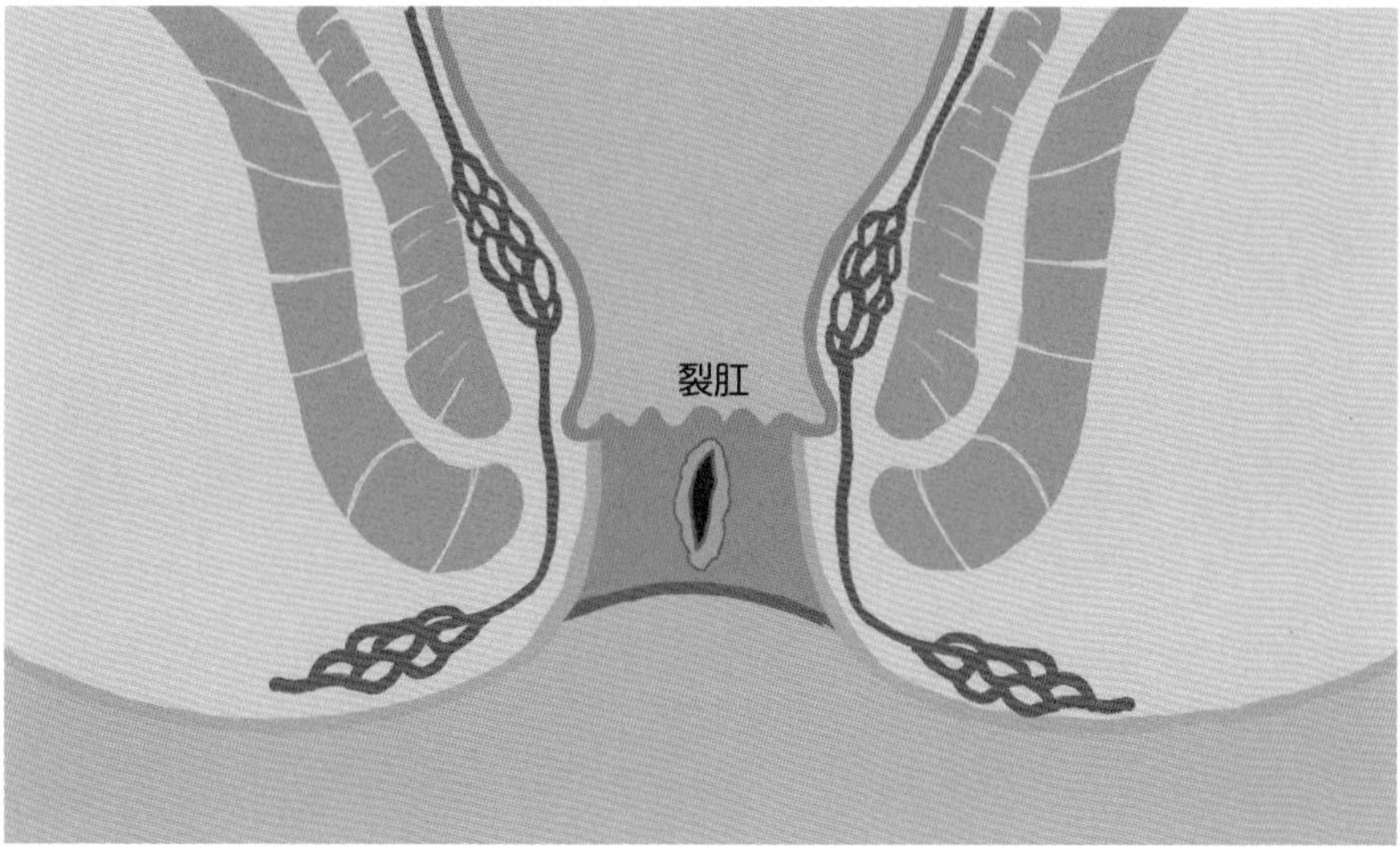

硬い便・太い便

←

初期　肛門が裂ける

←

中期　肛門が狭くなる

←

後期　括約筋《かつやくきん》が痙攣《けいれん》

←

晩期　排便恐怖・食事逃避

痔ろう＝あな痔の
できかた

痔ろう＝あな痔

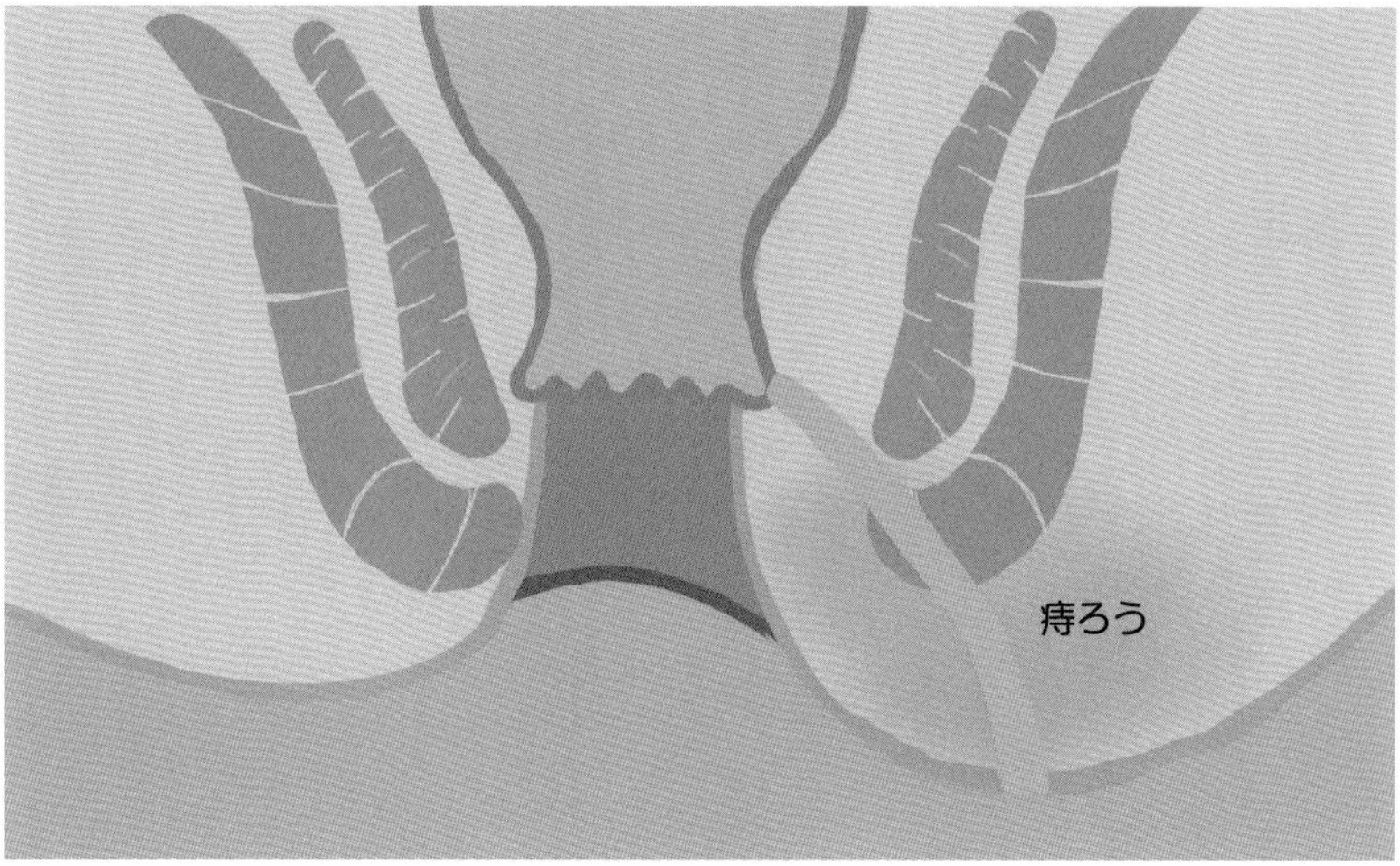

下痢

←

直腸肛門接合部の感染

←

肛門周辺に膿瘍《のうよう》

←

排膿

←

痔ろう

肛門は自動ドア
押し扉ではありません

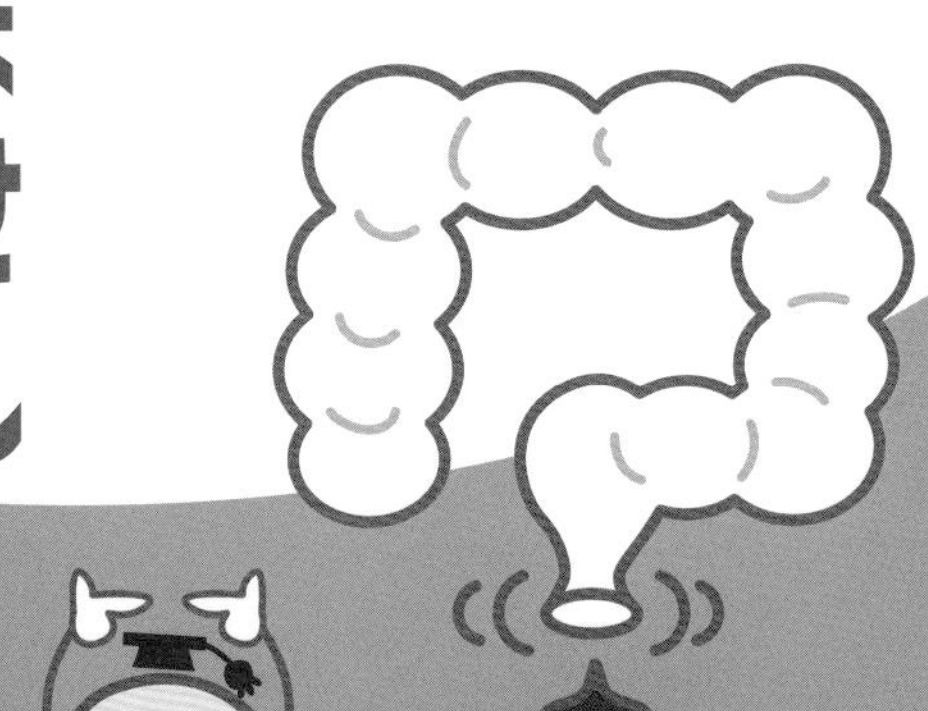

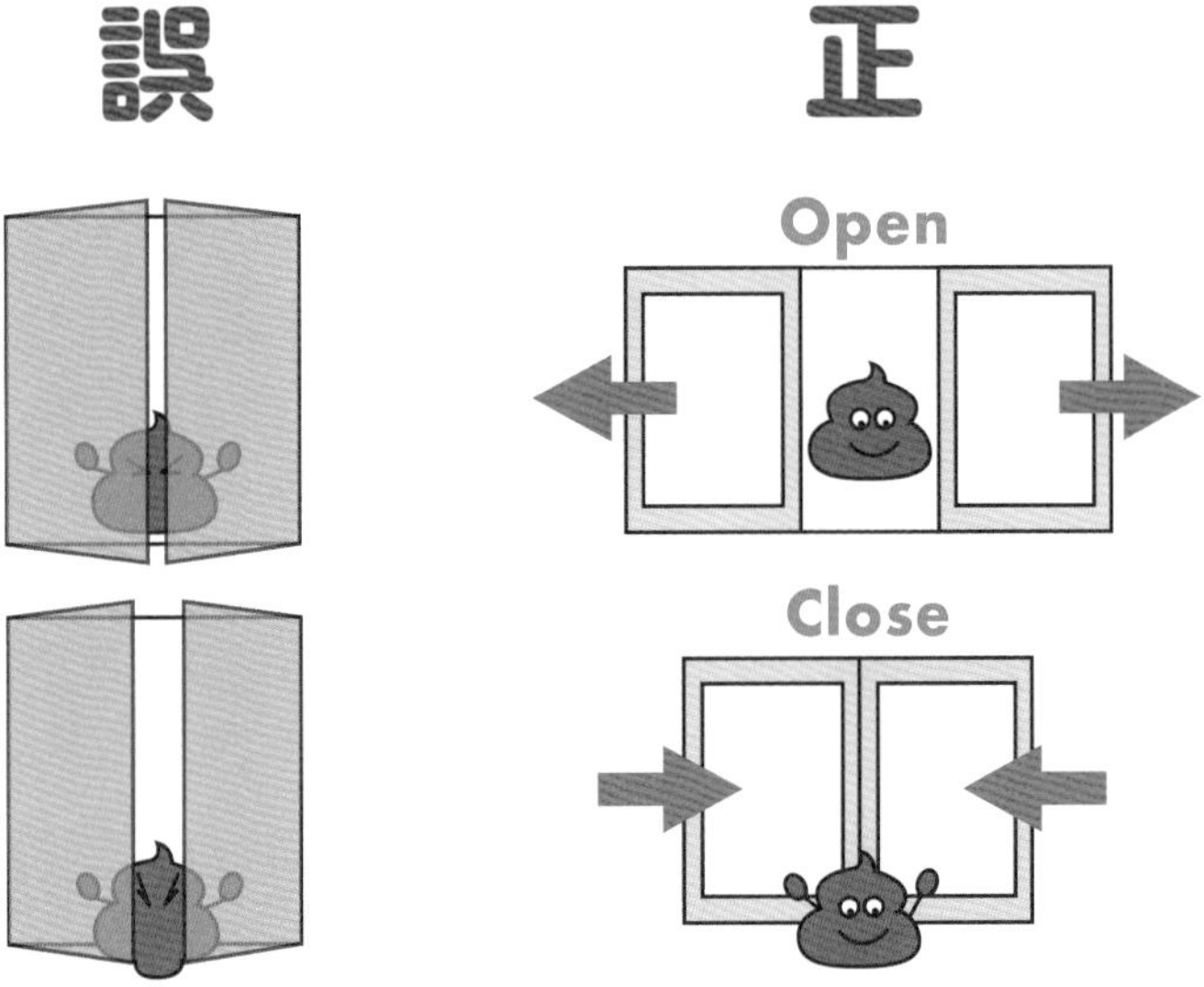

便が肛門を押して開いている
のではありません。

直腸に便がくる
↓
便意を感じる
↓
トイレで軽くいきむ
↓
便の通過にあわせて肛門が自動で開く
↓
便の通過後、肛門は自動的に閉じる

肛門はスーパーセンサー

おなら？　うんち？

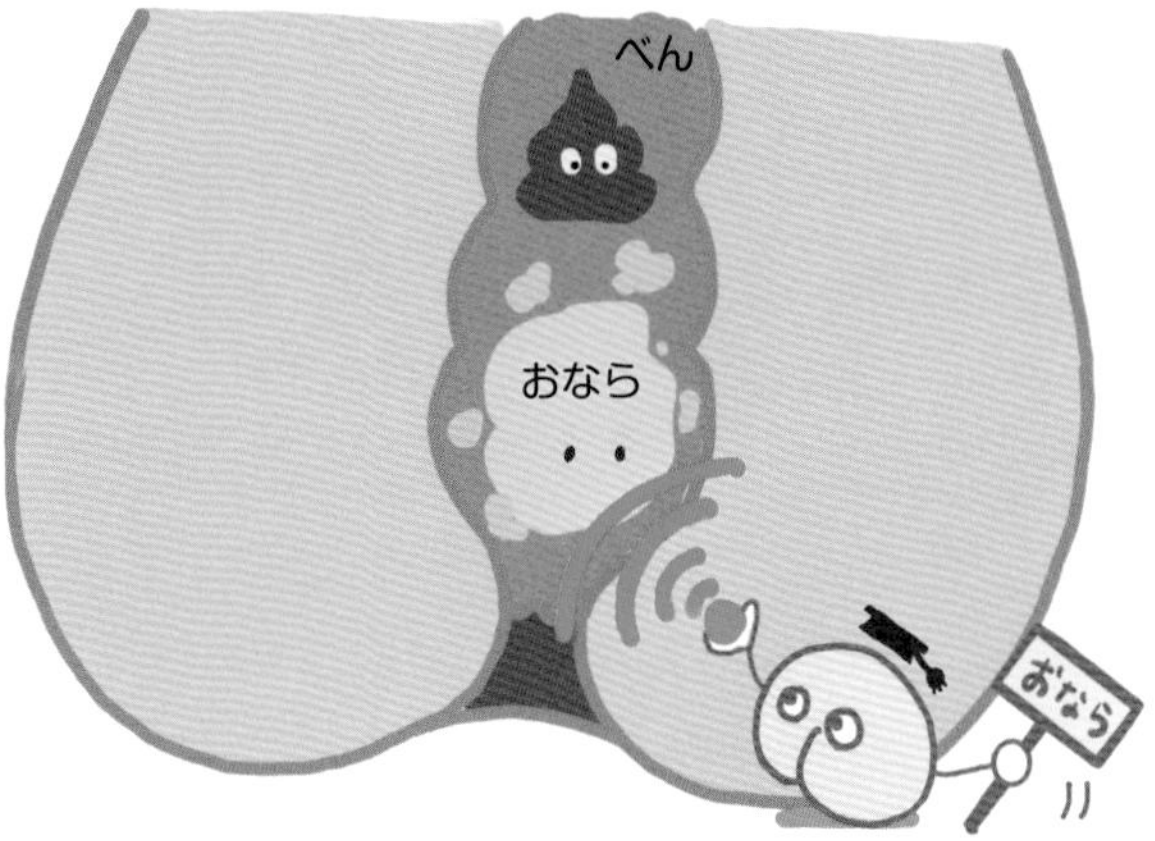

便とおならを区別し、下痢と普通の便とを判別するセンサーを、肛門はもっています。

高所恐怖症の人は下を見下ろすと肛門が「ツン」とします。肛門のセンサーは、恐怖の感情に対しても反応します。

コラム

肛門も神経症になる

「肛門から臭いがする気がする」

「おならや便が漏れている気がする」

これらは「肛門神経症」の患者さんの訴えです。実際には肛門にトラブルがないのに、不安や思い込みで心が不安定な状態になっているのです。

体の部位で神経症があるのは「心臓」と「肛門」だけ。心臓は、もしトラブルがあると生命が脅かされるので、強い不安が起こるのは当然といえます。

肛門は、その心臓と同じくらい、人間にとって関心が強い臓器なのです。

第2章

痔核、裂肛《れっこう》、痔ろう

同じ痔でも原因・症状はさまざま

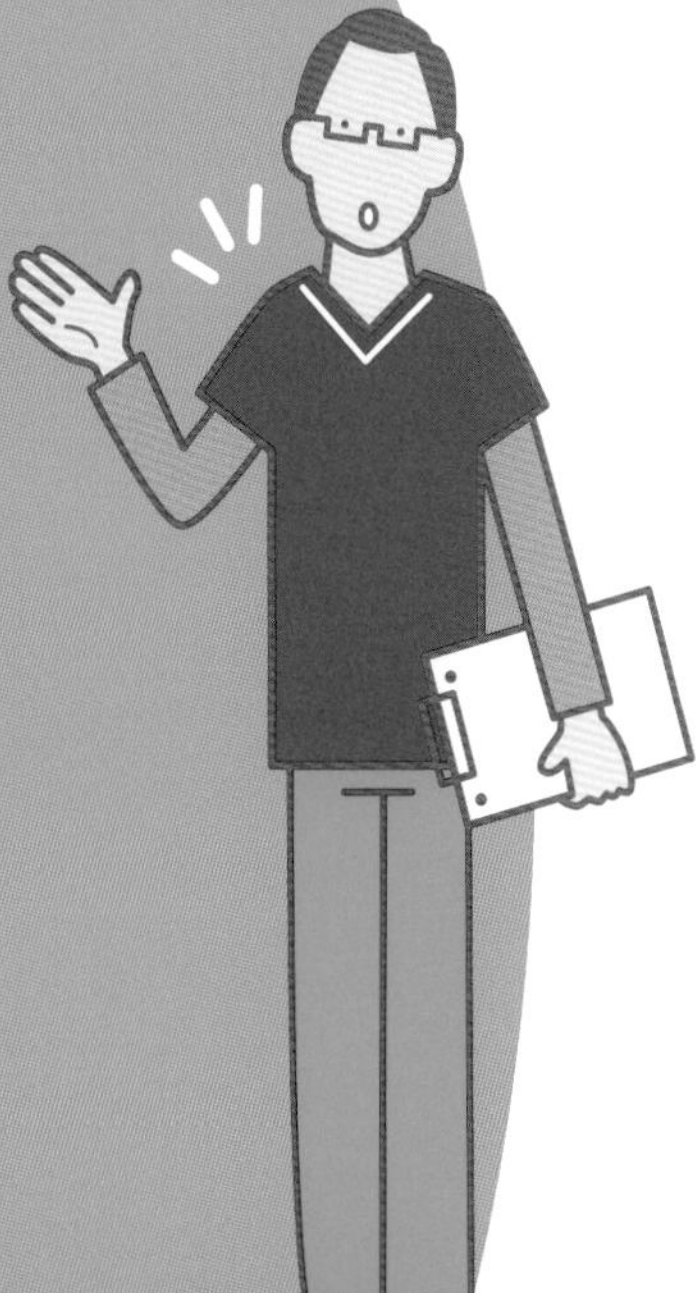

3つの痔の原因と症状

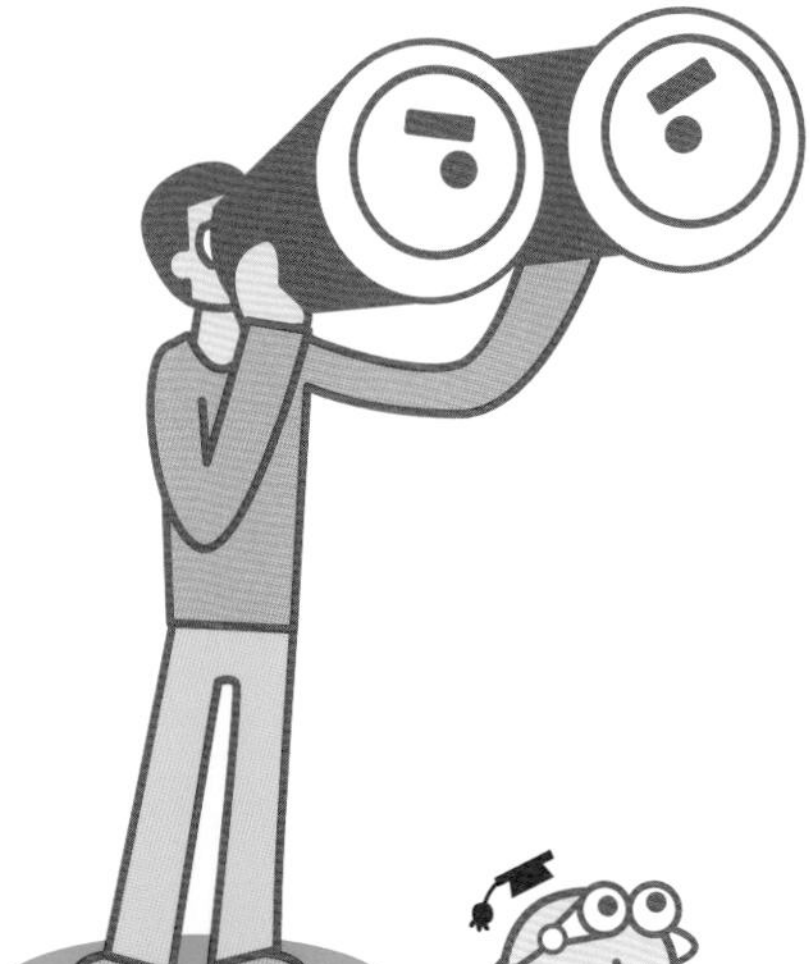

痔は完治する病気になりましたが、生命活動に重要な「排泄」機能があるおしりは、とても繊細な構造で、常にリスクにさらされています。

「痔核＝いぼ痔」「裂肛《れっこう》＝きれ痔」「痔ろう＝あな痔」の3つの痔について、それぞれの原因や症状を説明しましょう。

なぜ痛くなるのか、進行するとどうなるのかなど、知っておきたい「痔」の基礎知識です。

いぼ痔の種類は3つ

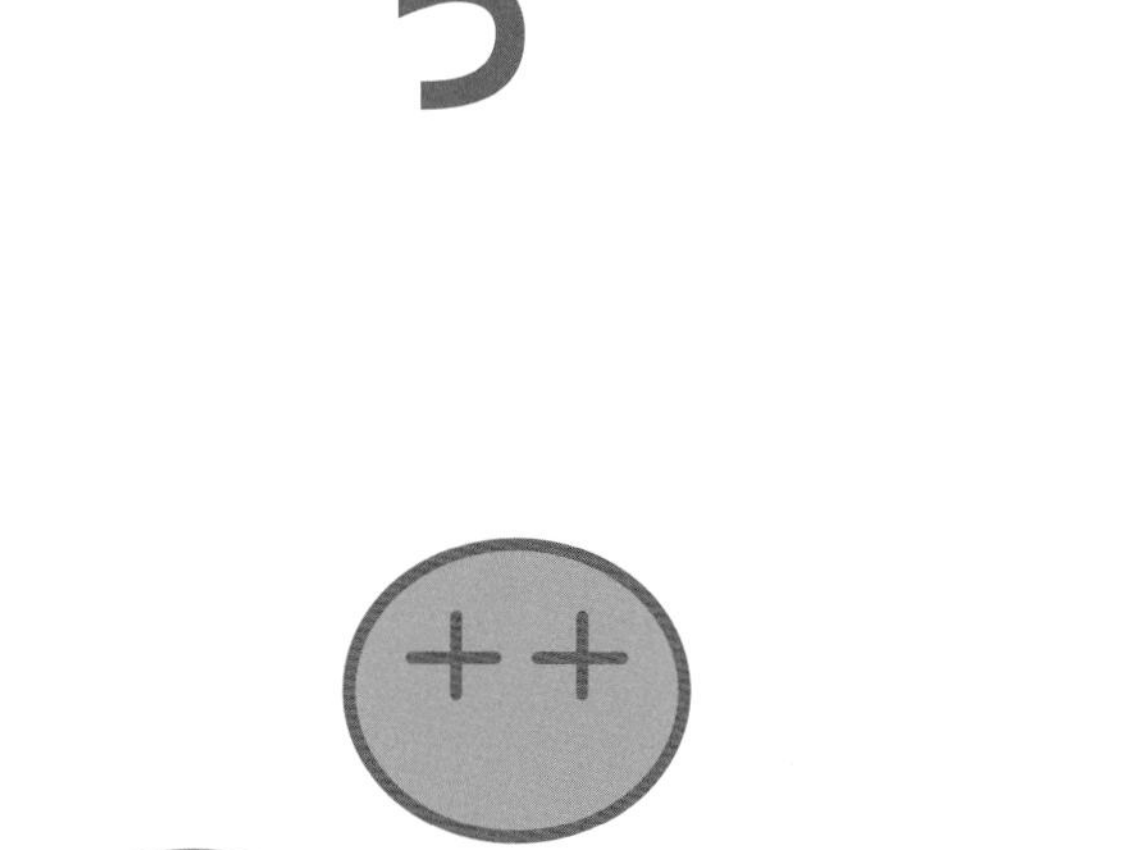

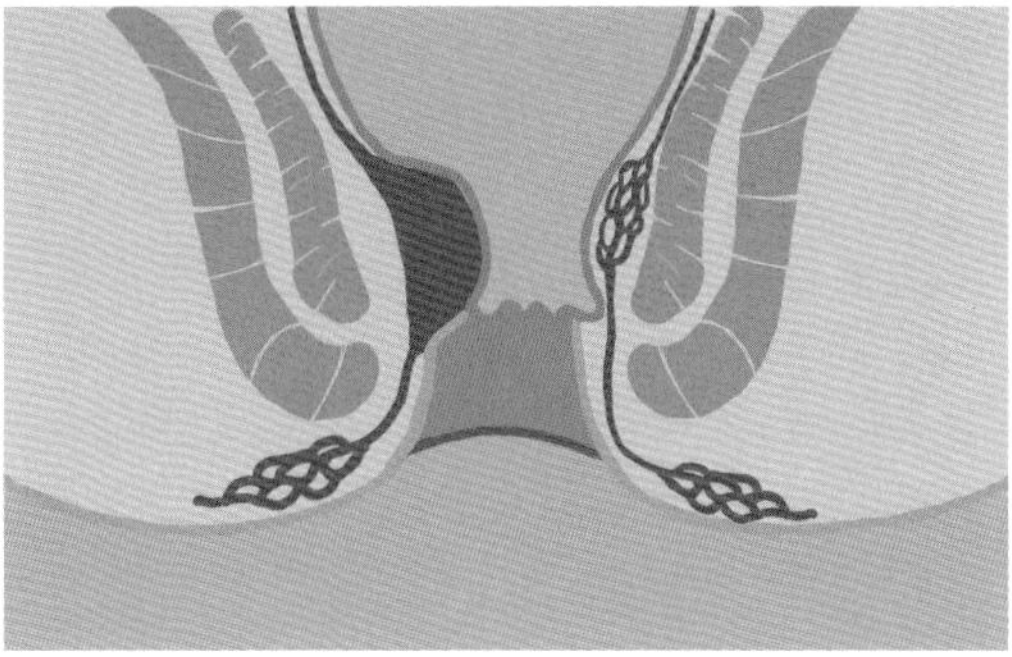

内痔核

内側にできる

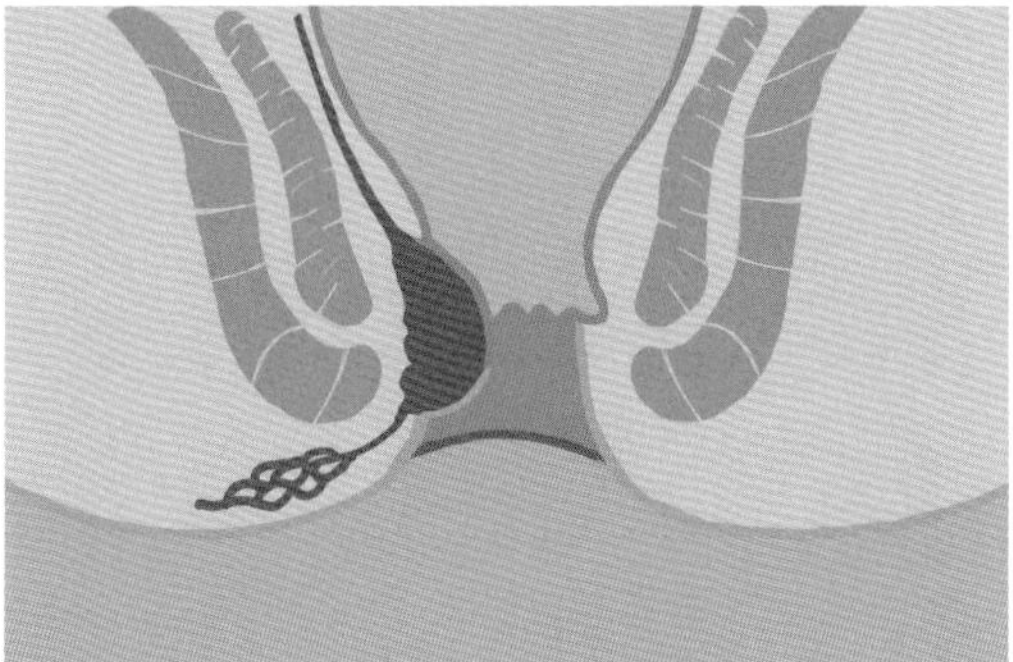

中間痔核

中間にできる

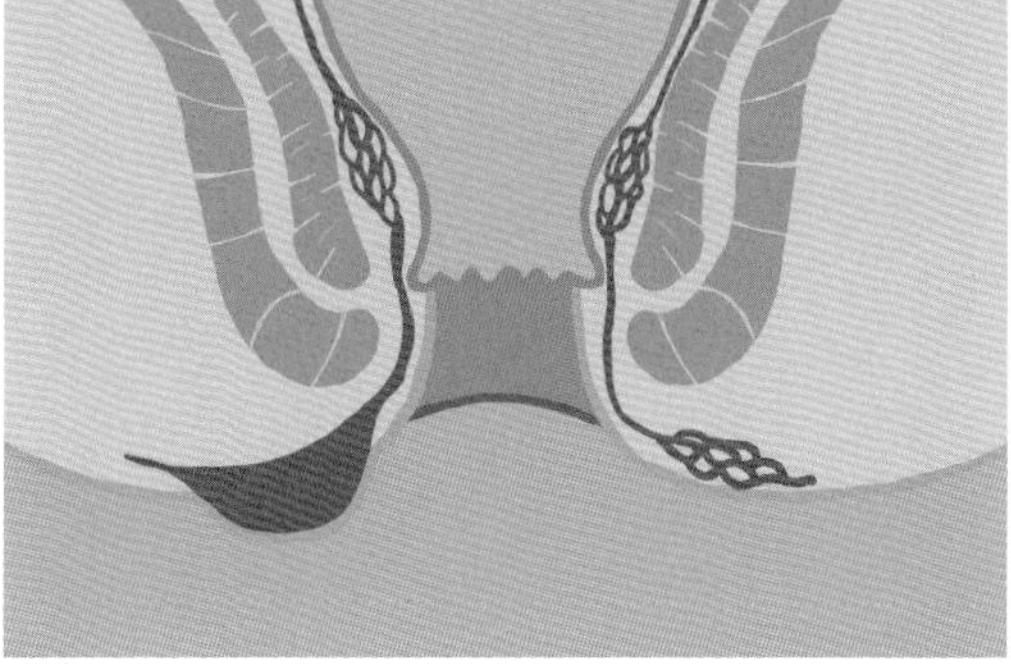

外痔核

外側にできる

痔核は二足歩行の人類の宿命的な病気

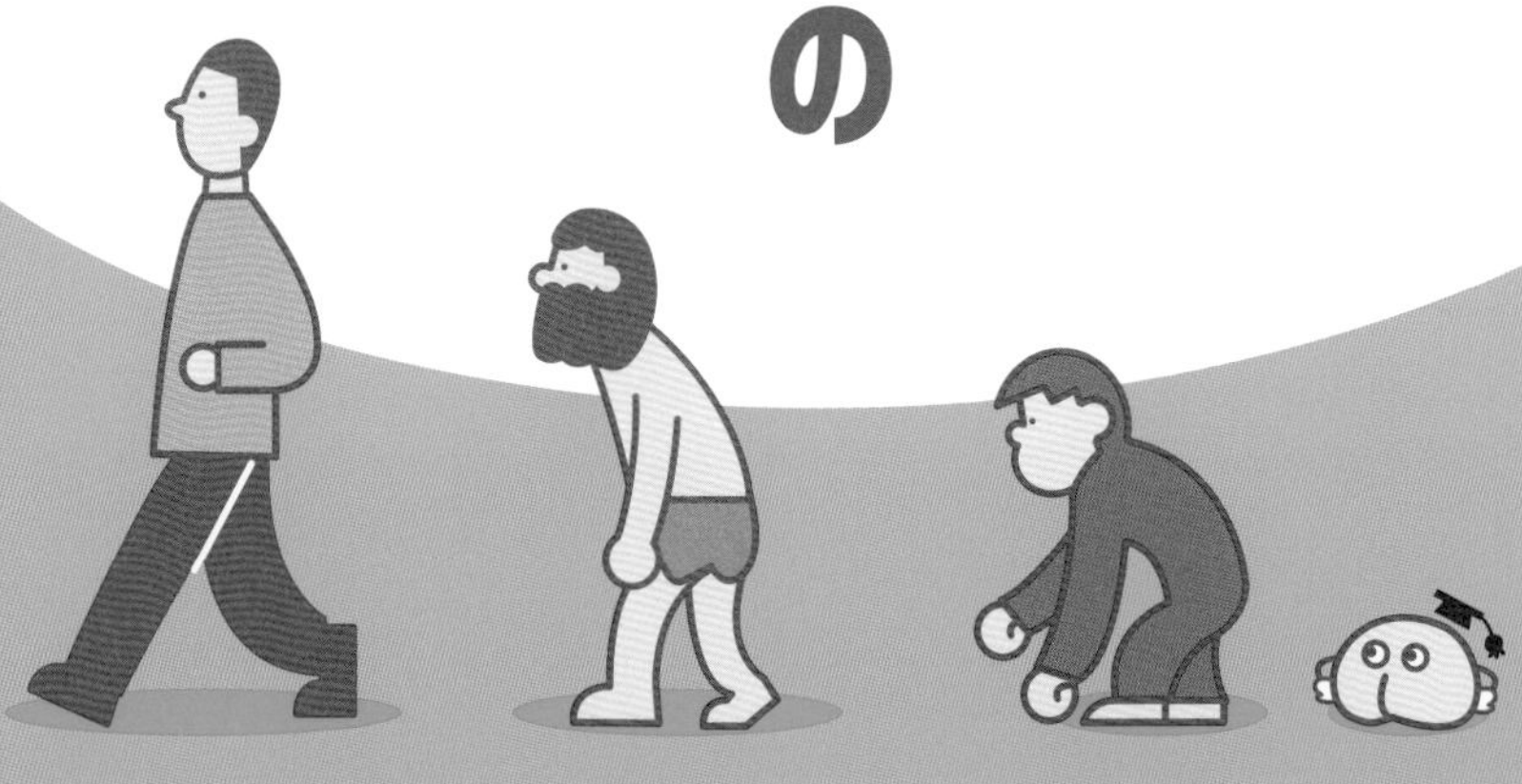

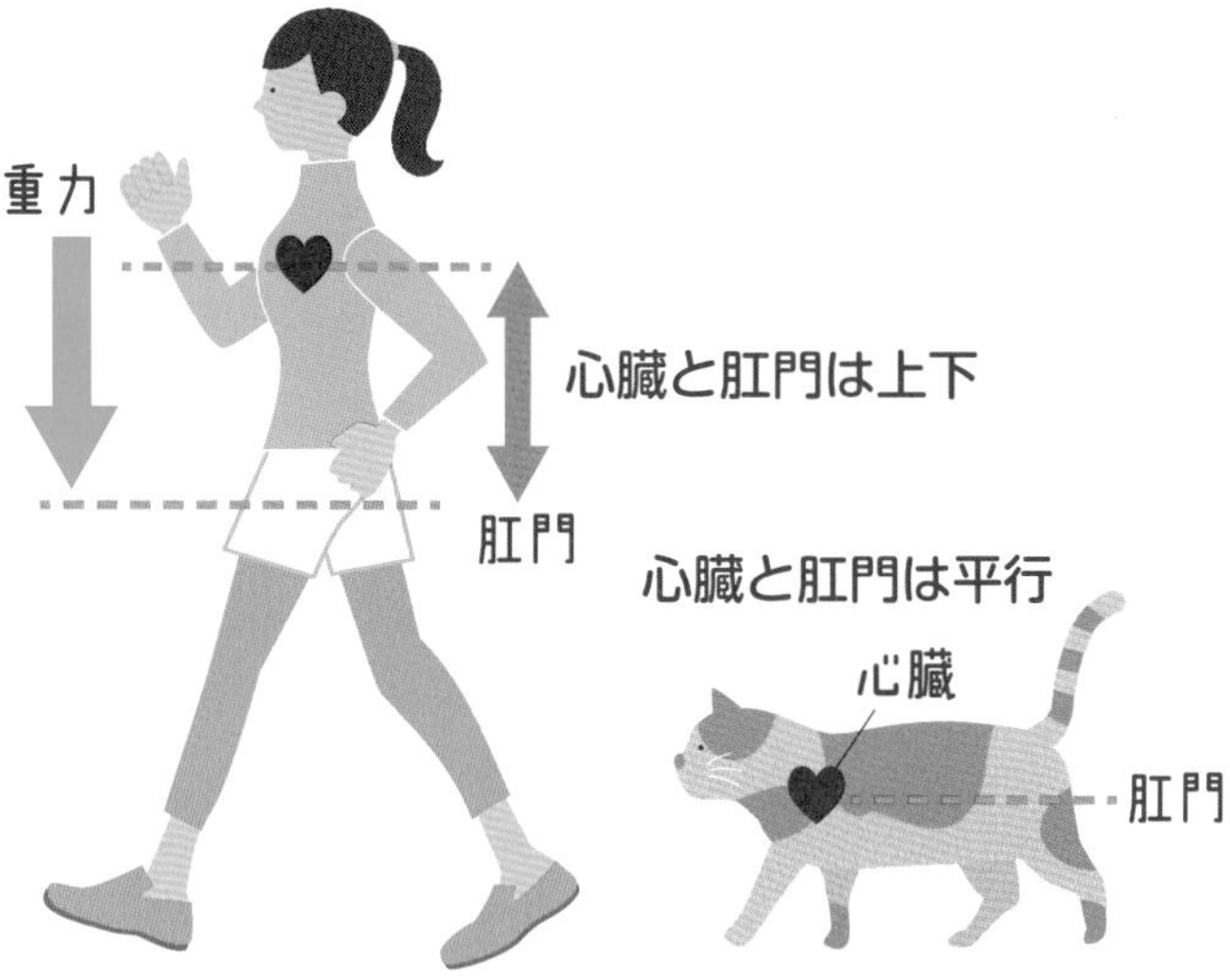

心臓から動脈で出た血液は、直腸、肛門部で折り返して静脈となって心臓に戻ってきます。

その折り返し地点にできるのが痔核です。

心臓と肛門は上下の位置関係にあるので、肛門にうっ血が起こりやすいのです。

痔核の原因は肛門へのいじめ

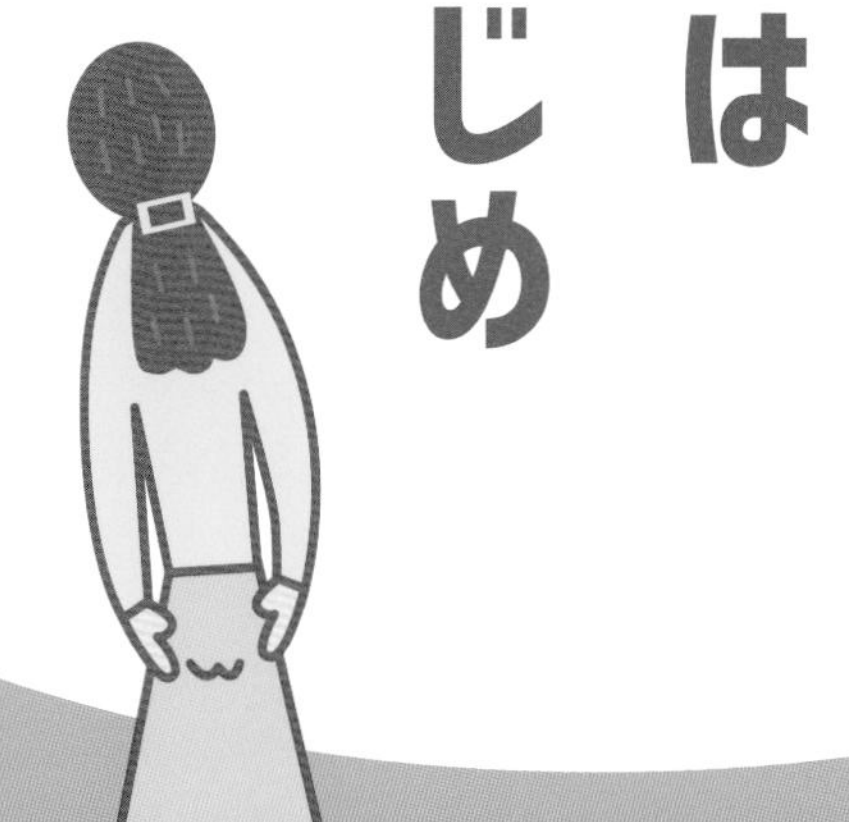

立ちっぱなし・座りっぱなし

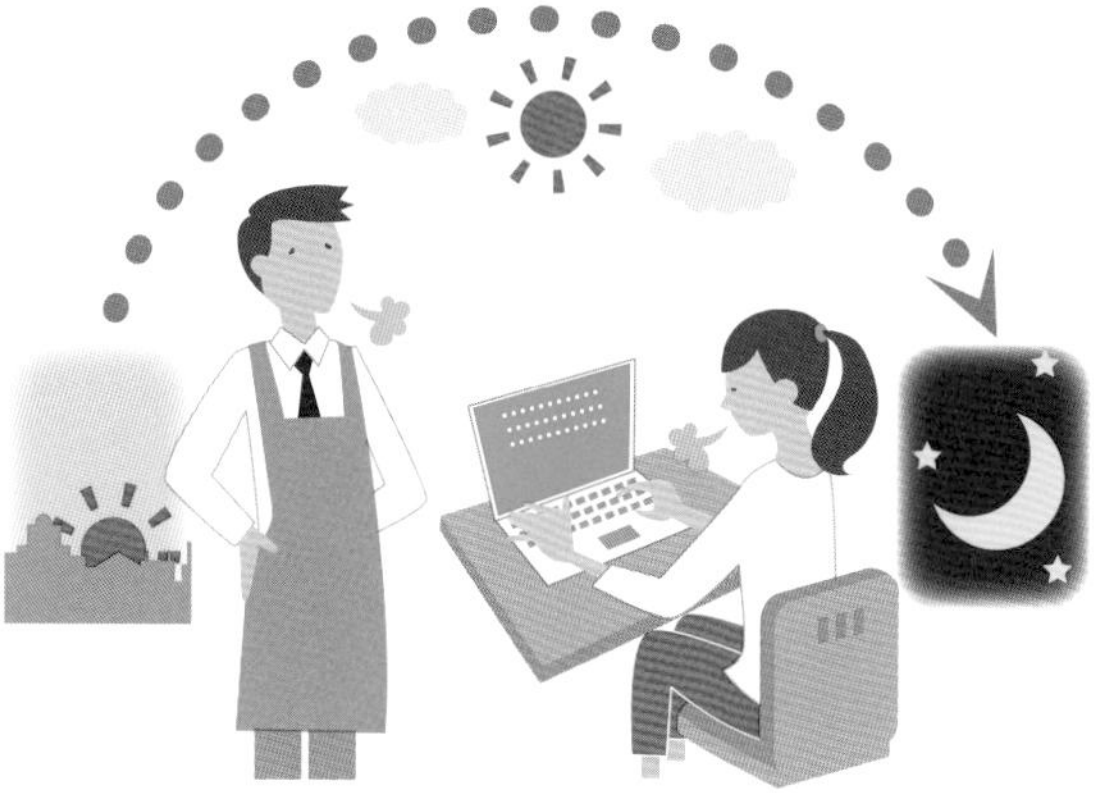

便秘・下痢

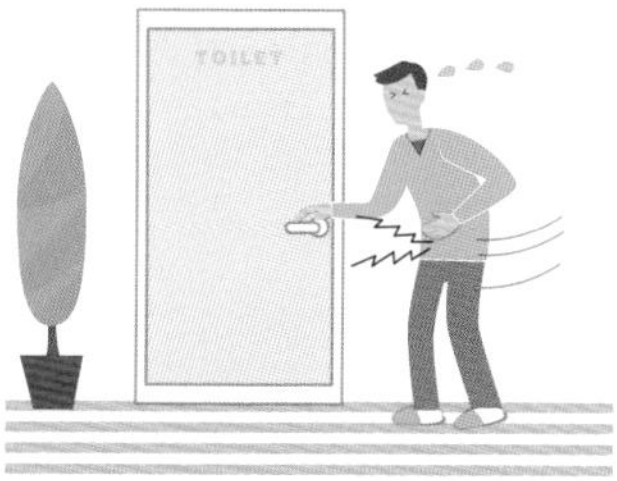

長時間の運転

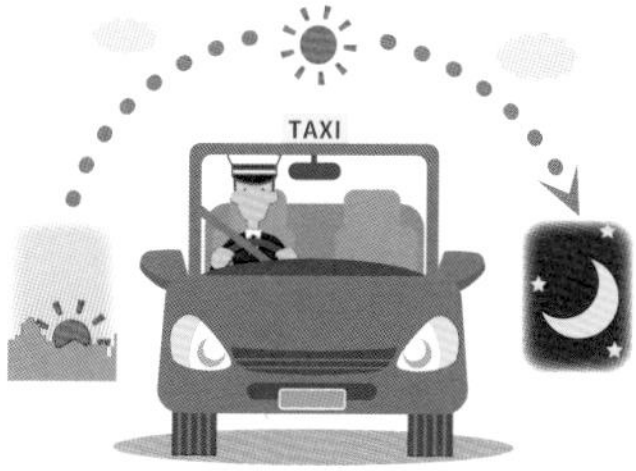

妊娠・出産

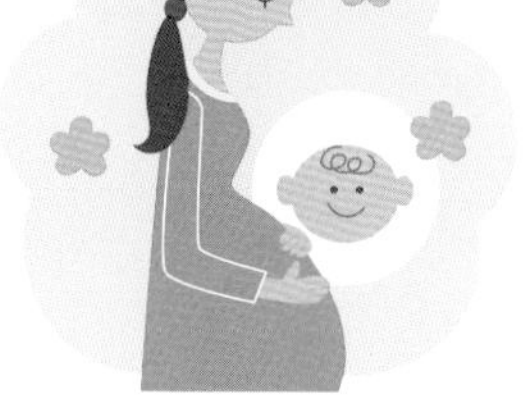

原因は下痢、便秘、立ちっぱなし、座りっぱなし、長時間の運転、妊娠・出産など肛門に圧力がかかるいじめです。

地獄の苦しみ、嵌《かん》頓《とん》痔《じ》核《かく》

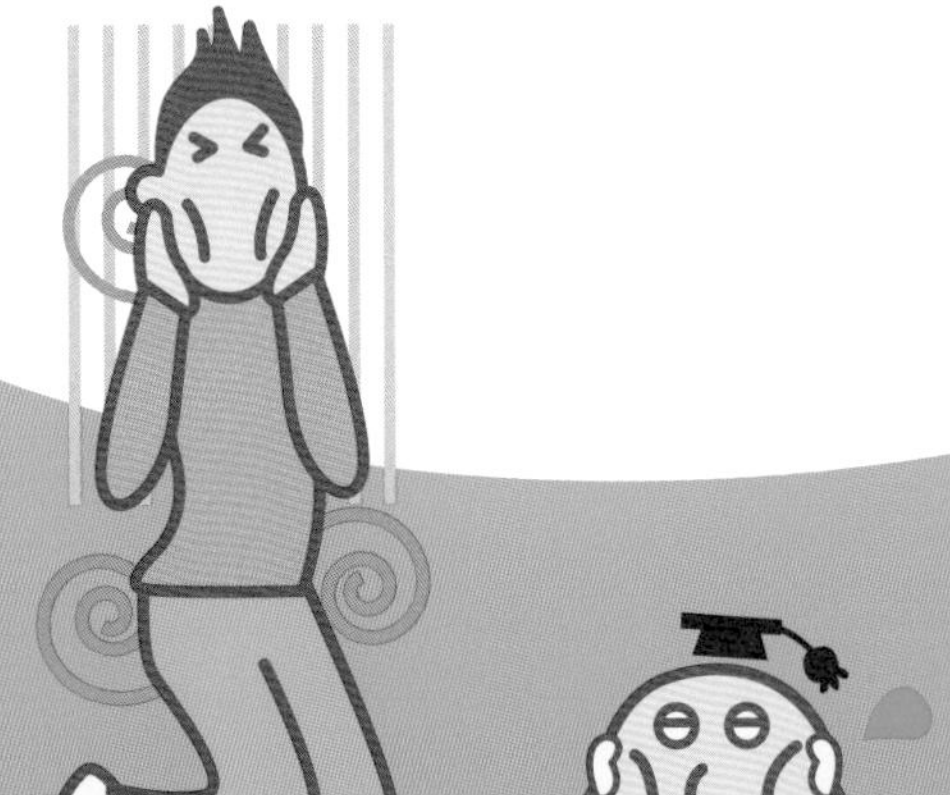

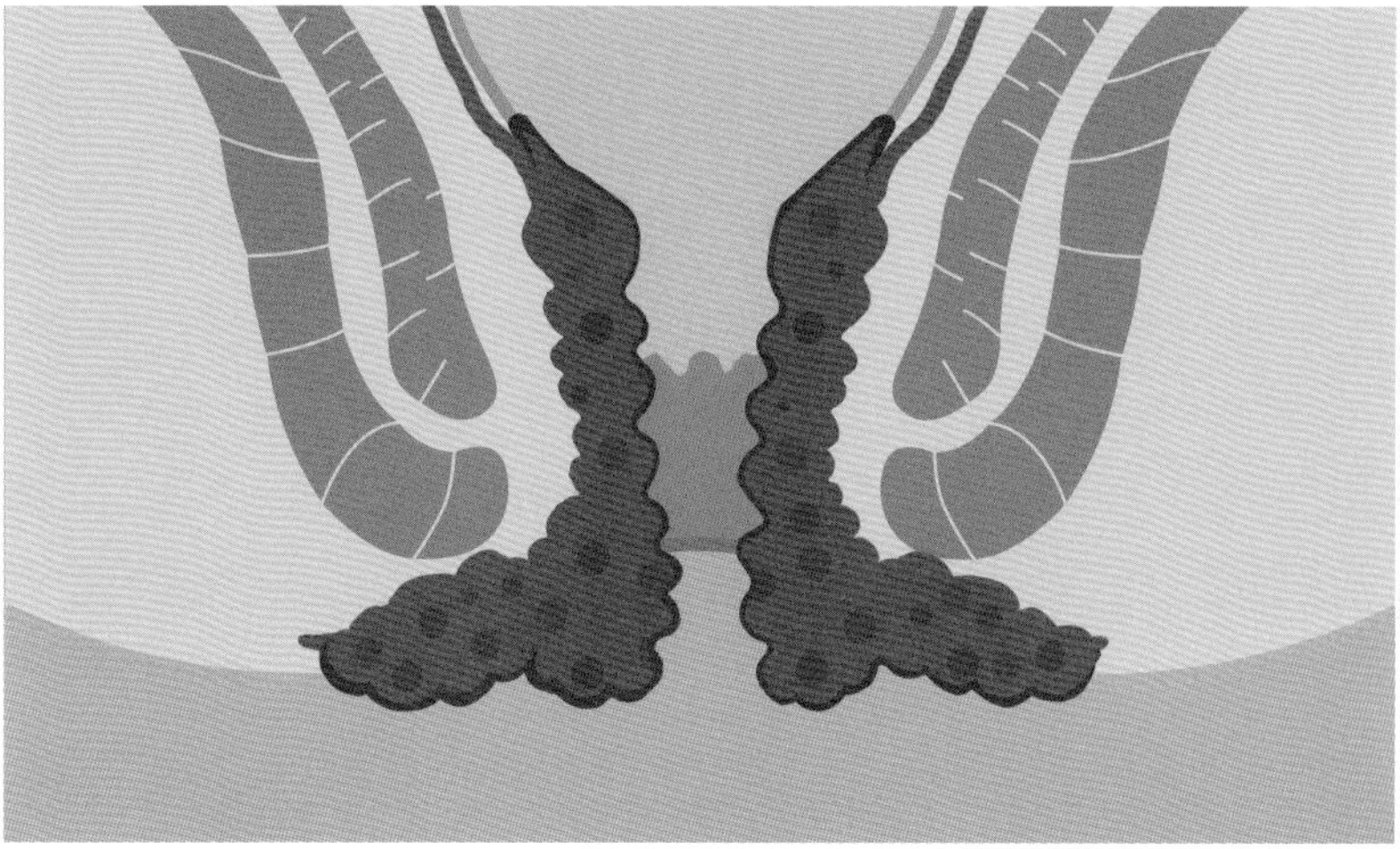

ある日突然に、痔核の中の血管が破綻して、肛門が腫れ上がる状態です。

地獄の苦しみ、究極の状態です。

痛くて動けません。

何も考えられません。

こうなる前に
早めに治療しましょう。

痔核の分類

薬

薬が有効でないならばジオン注射

ジオン注射

手術＋ジオン注射併用療法

手術＋ジオン注射併用療法

速やかに手術＋ジオン注射併用療法

無治療、気になる場合は手術

薬、痛みが強い場合は手術

薬

手術

手術または薬

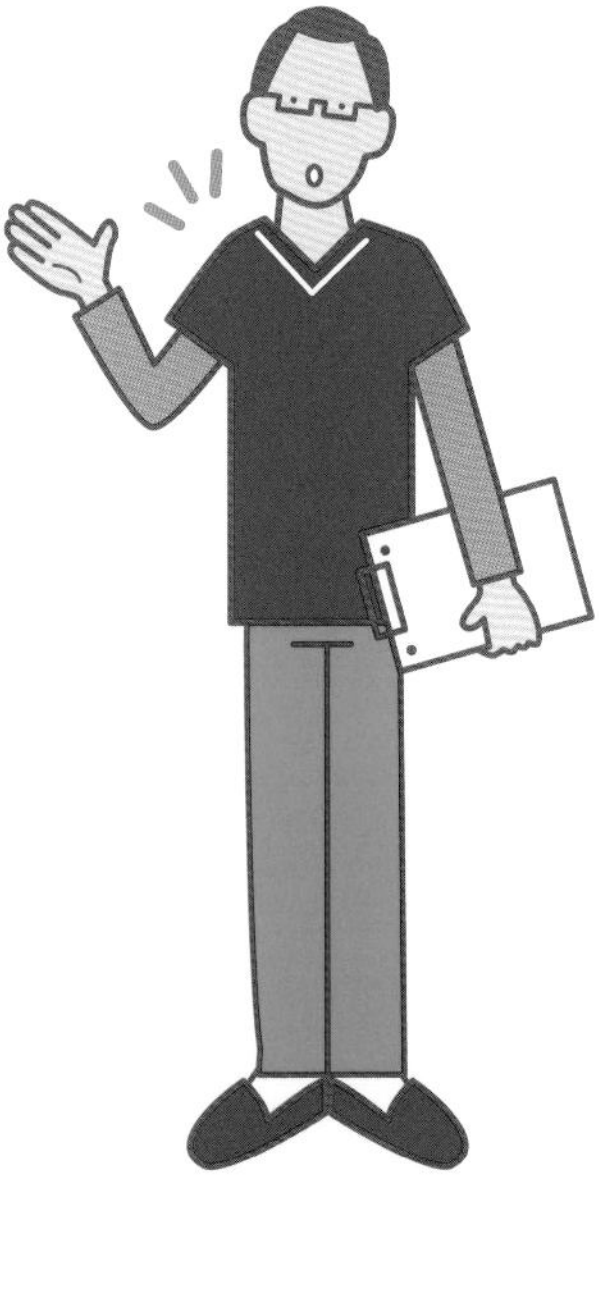

内痔核の分類

内痔核 1 度	脱出しない
内痔核 2 度	排便時に脱出するが自然に戻る
内痔核 3 度　　前期	排便時に脱出し、容易に戻せる
内痔核 3 度　　後期	排便時に脱出し、戻すのに苦労する
内痔核 4 度	痔核は脱出したまま
嵌頓痔核《かんとんじかく》	痔核が急激に腫れた状態。耐えられない痛み

外痔核の分類

皮垂《ひすい》(スキンタグ)	肛門外の皮膚のたるみ
血栓性外痔核《けっせんせいがいじかく》	血栓(血豆)による一時的な腫れ

中間痔核の分類

中間痔核 1 度	脱出しない
中間痔核 2 度	脱出する

嵌頓痔核＝痔核の急性期

突然に内・外・中痔核の血管が破綻して大きな血の塊（血栓）をつくり腫れ上がった状態	突然に肛門が腫れ上がり、耐え難い痛み

痔でもっともツライのはきれ痔？

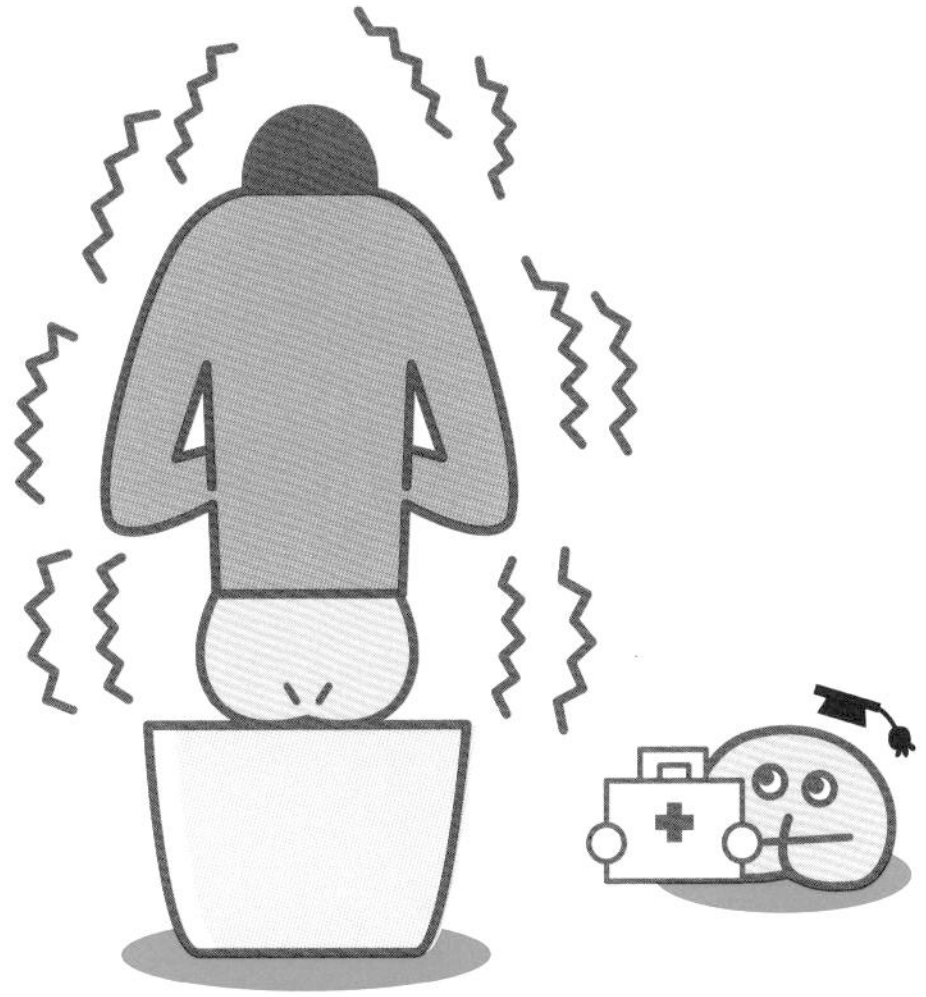

きれ痔は、初めは排便時の僅《わず》かな痛みと紙に付く程度の少量の出血ですが、繰り返すと肛門は狭くなり、裂肛が深くなります。深さが肛門括約筋《こうもんかつやくきん》に達すると排便後に括約筋の痙攣《けいれん》が起こり、排便後にも痛みが持続します。やがて増悪すると耐え難い激痛が一日中続き、排便が恐怖になって、食事を取りたくなくなる方もいます。

裂肛《れっこう》症状の進行度

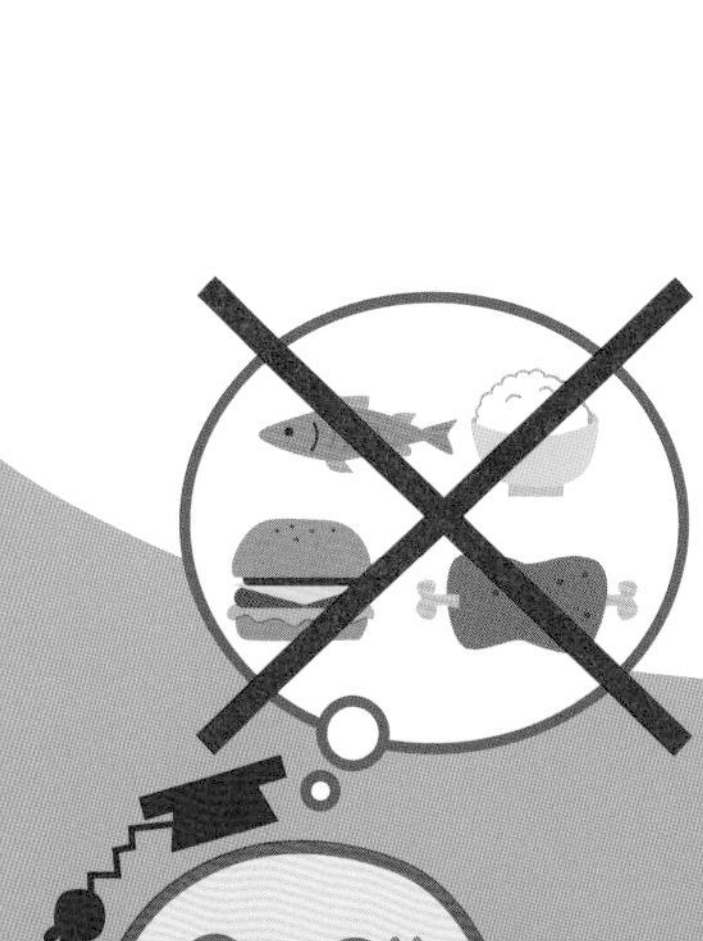

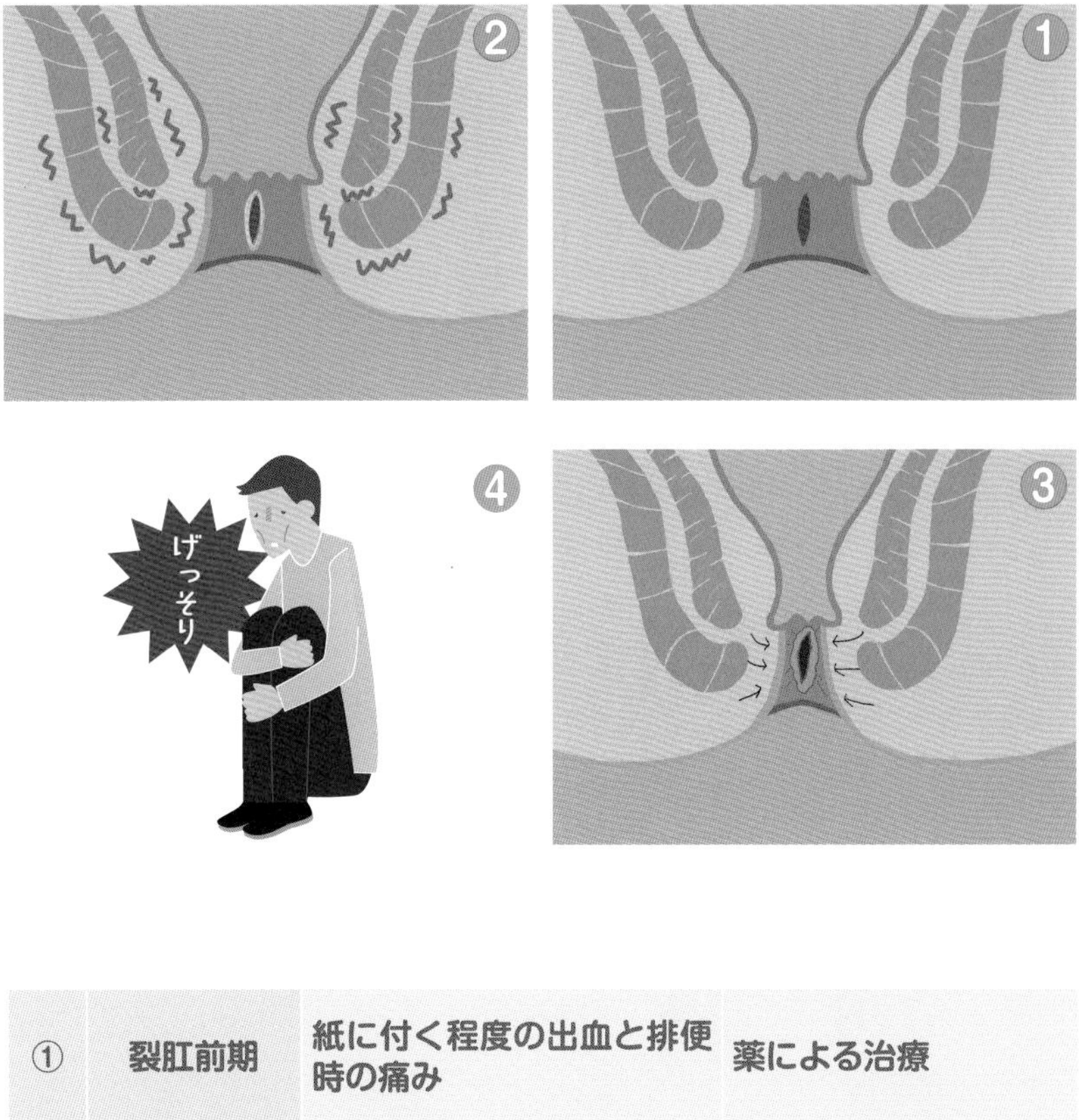

①	裂肛前期	紙に付く程度の出血と排便時の痛み	薬による治療
②	裂肛中期	肛門が狭くなり排便後も痛みが持続	薬による治療が有効でないならば、手術
③	裂肛後期	肛門狭窄による排便困難、排便時と排便後の持続痛	手術の適用
④	裂肛晩期	排便恐怖で食事逃避	速やかな手術

痔ろうは直腸と肛門の接続部に問題あり

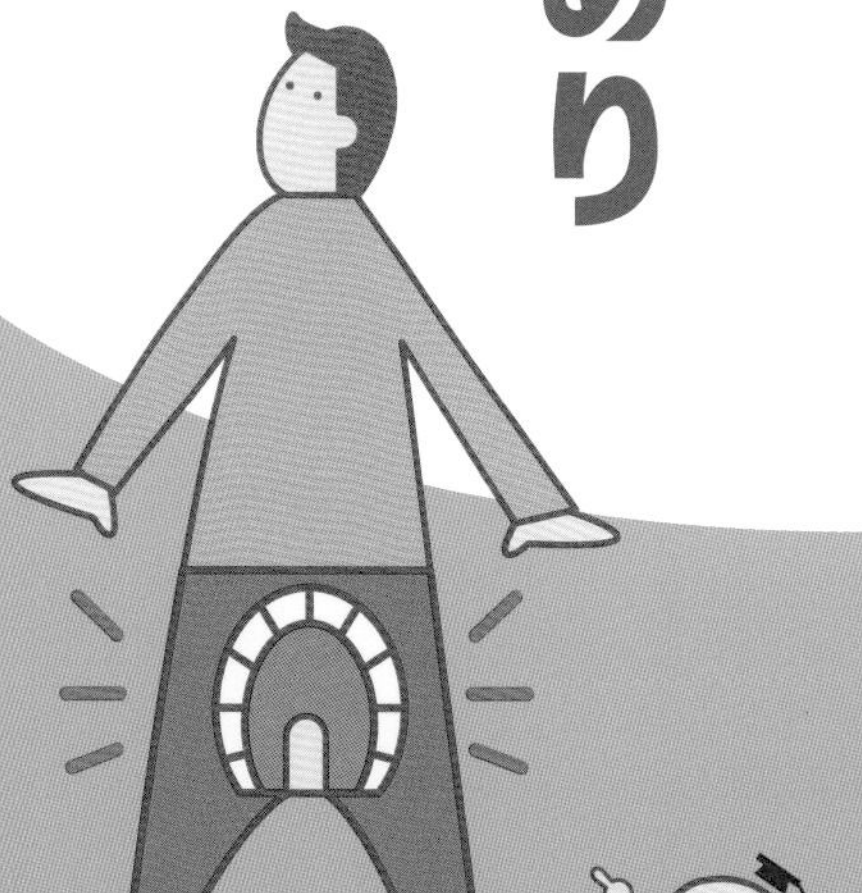

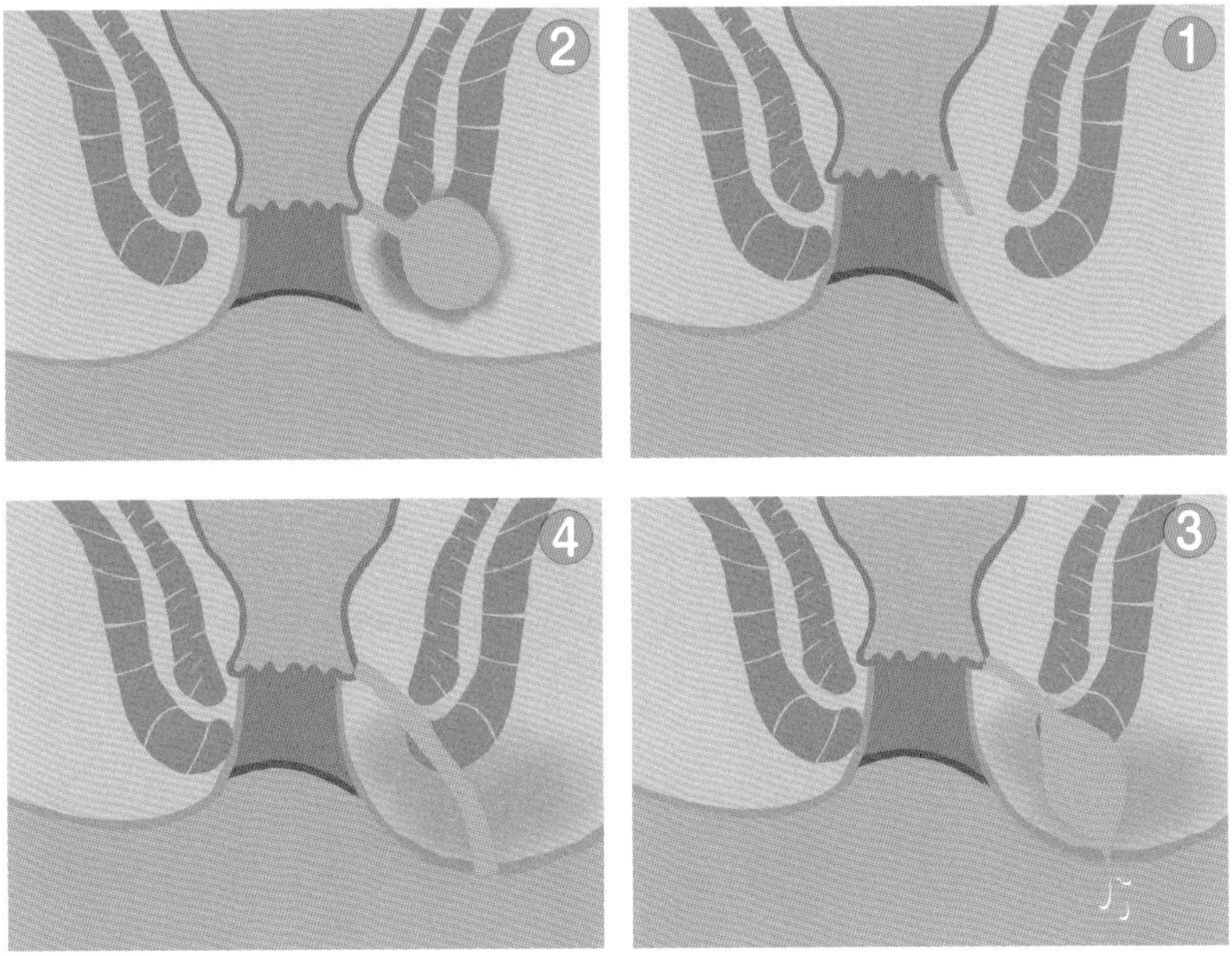

直腸と肛門の接合部は「歯状線《しじょうせん》」と名付けられています。

もちろん歯があるわけではありません。

歯型のように、凸凹の構造を表現したものです。

この歯状線の粗悪な構造が原因となって、そこからバイ菌が入り、膿のトンネルができます。

これが痔ろうです。

直腸と肛門は出身が違うこれが痔ろうの原因

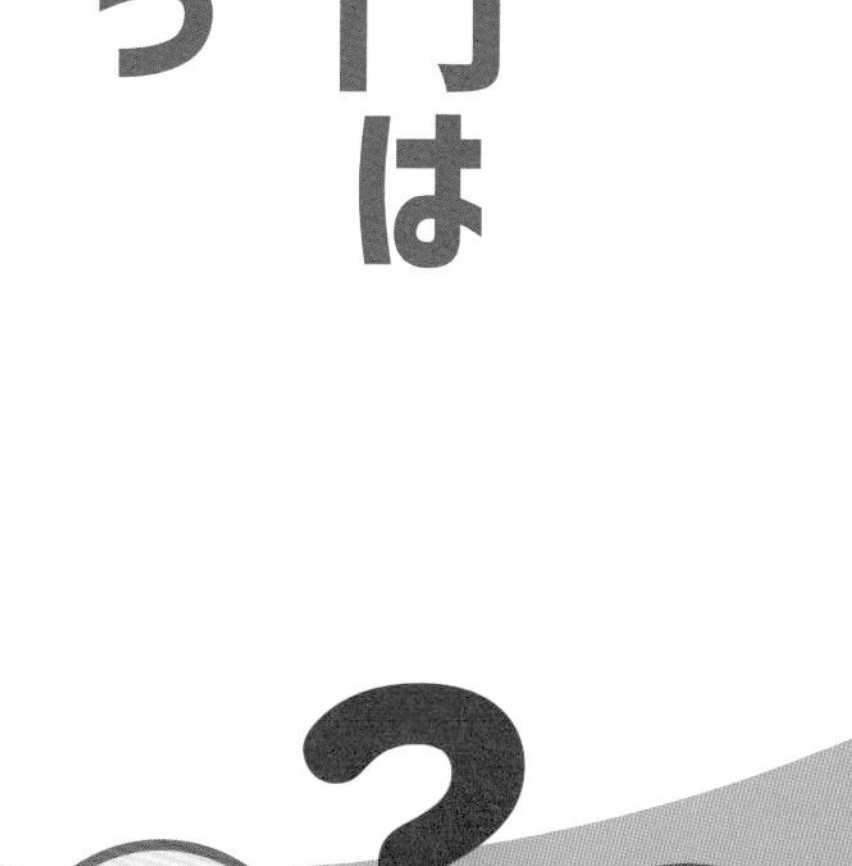

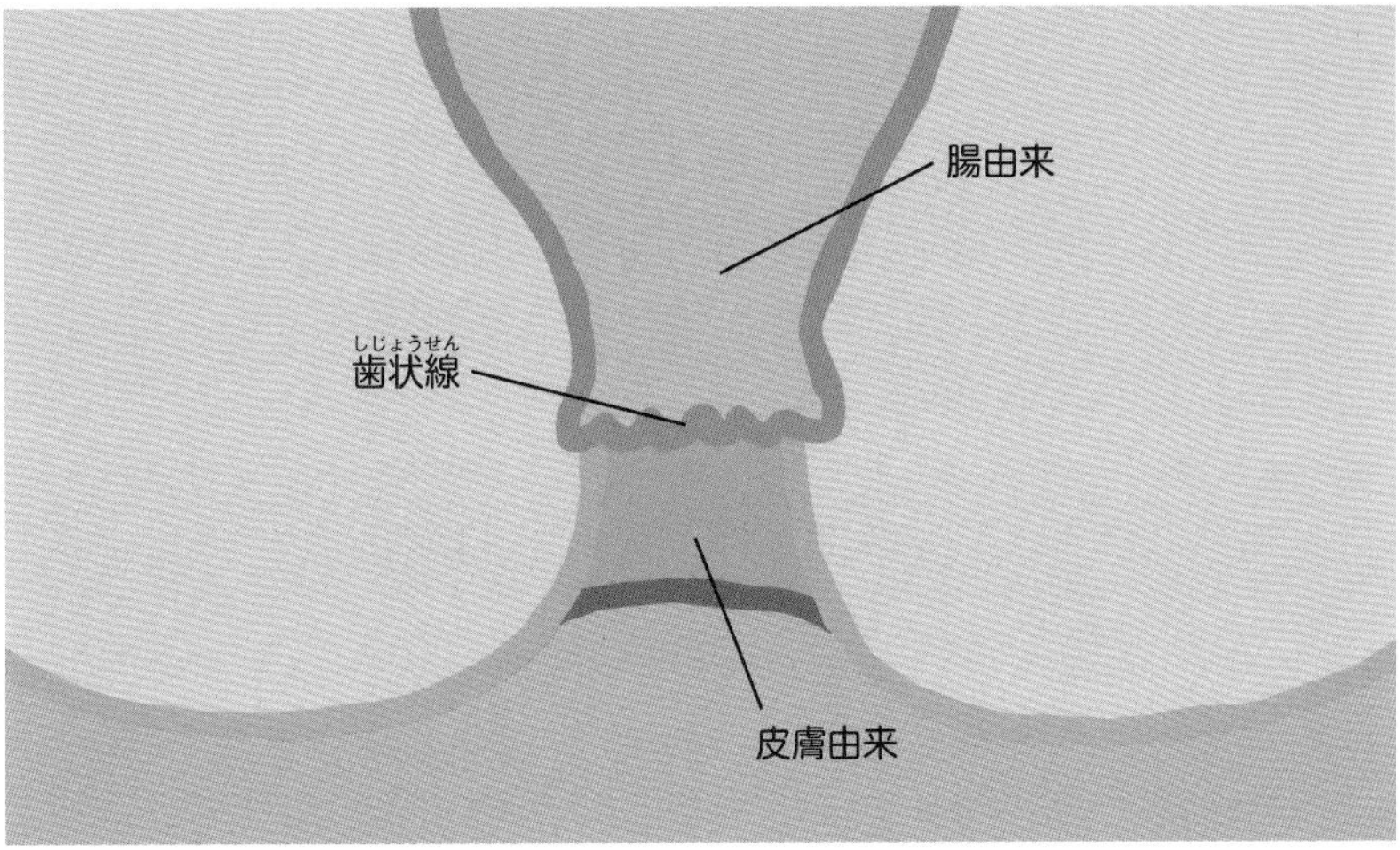

母体の中で臓器がつくられる過程で、消化管は口に始まり、食道・胃・小腸・大腸・直腸の順でつくられます。最後におしりの皮膚が陥没して直腸と肛門が接合し、消化管が完成します。

直腸は腸由来、肛門は皮膚由来の組織です。素材の異なる組織が接合し、さらに接合部は歯型のように凸凹です。この「接合部の脆弱さ」が、痔ろうができる原因です。

肛門周囲膿瘍《こうもんしゅういのうよう》が痔ろうになる確率は50％

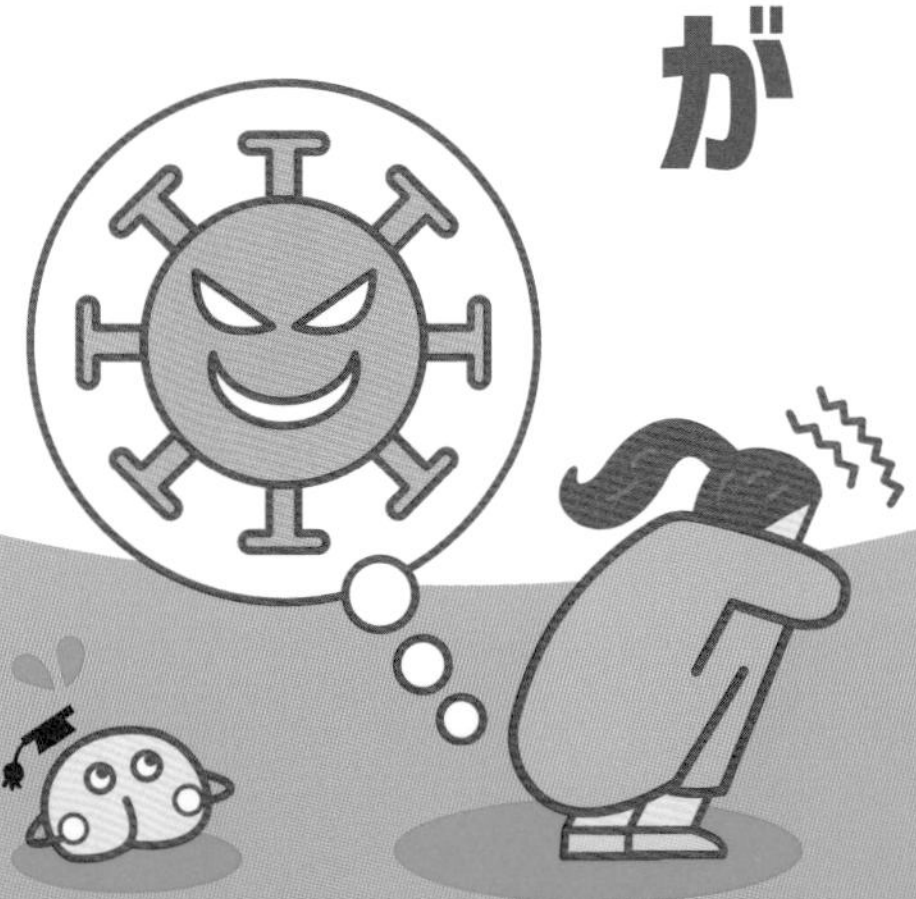

肛門周囲膿瘍

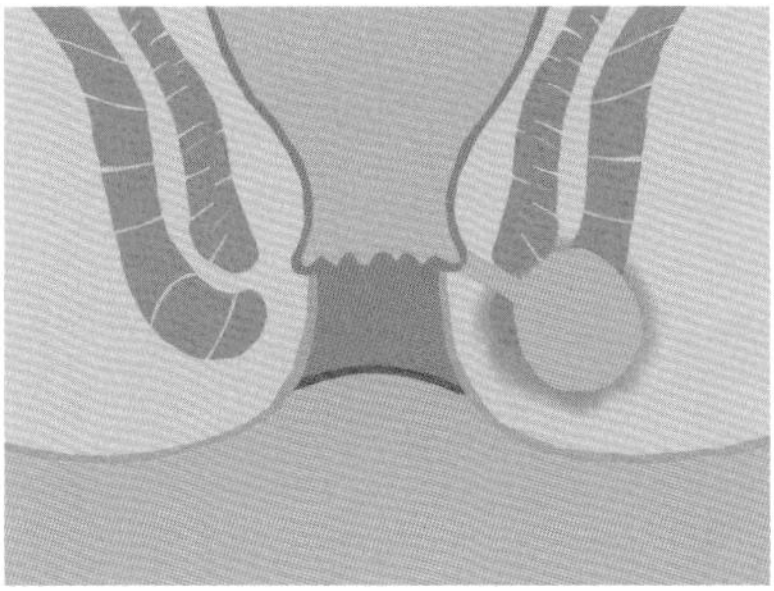

痔ろう

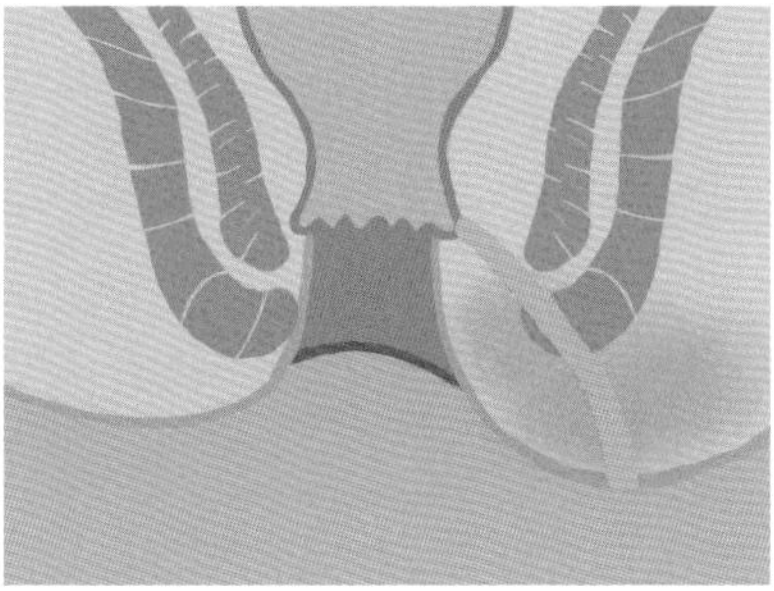

直腸と肛門の接合部に細菌が入りこみ、肛門の周囲が化膿します。これを「肛門周囲膿瘍」といいます。

やがて膿が肛門の外に排膿されて、肛門の内と外がつながります。これが痔ろうです。

肛門周囲膿瘍から痔ろうになるのは50%の確率です。

痔ろうの分類

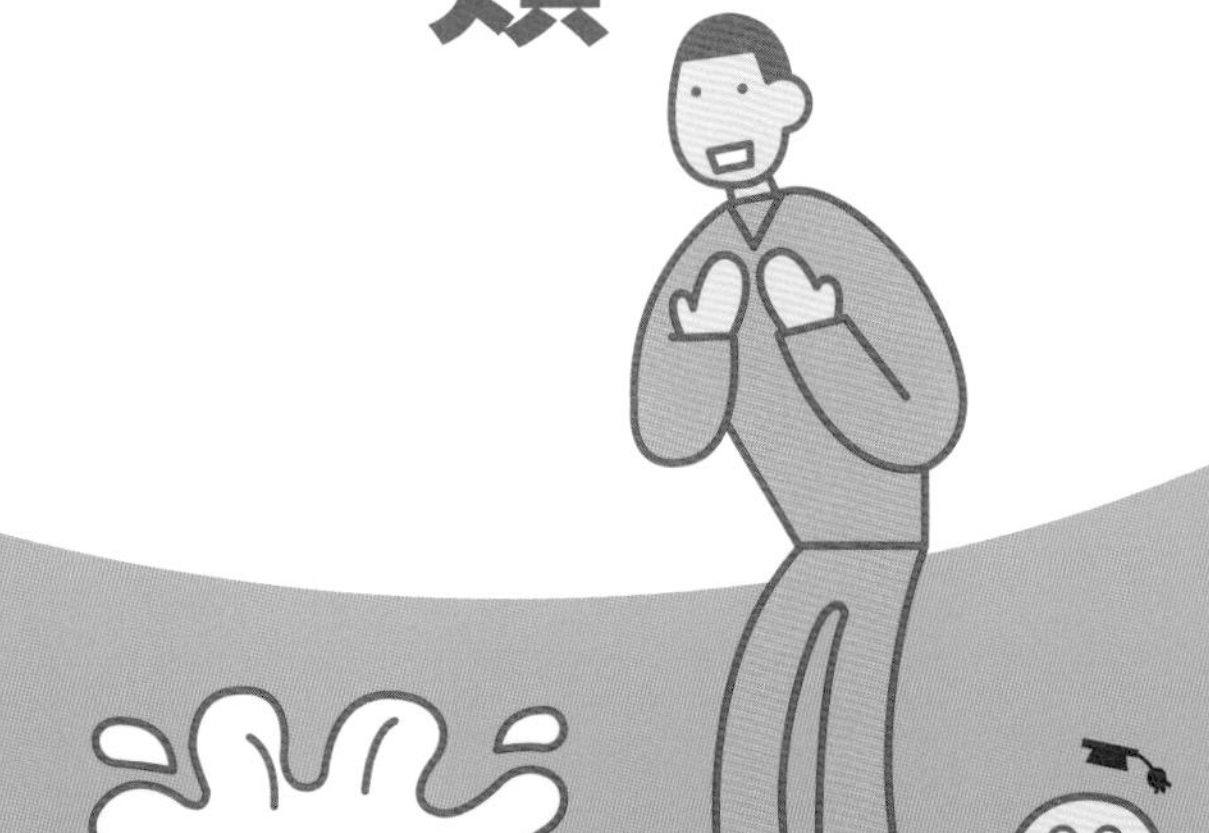

複雑痔ろう

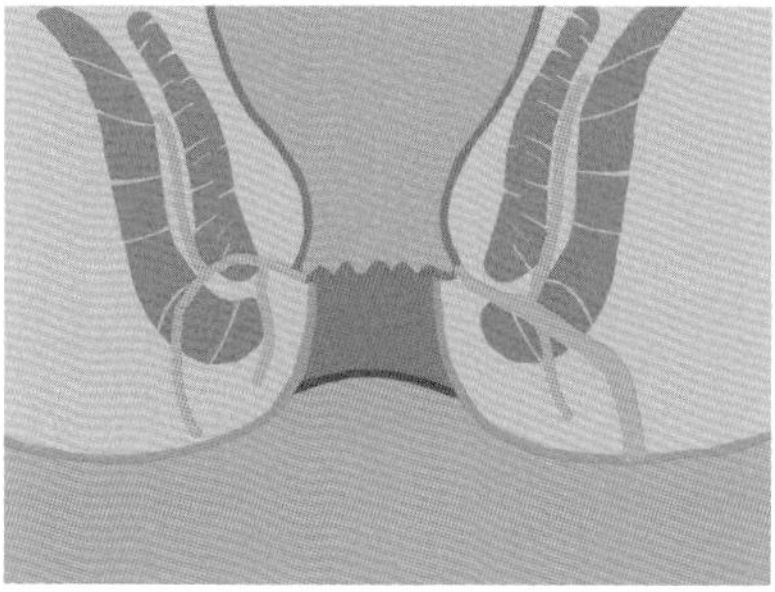

単純痔ろう

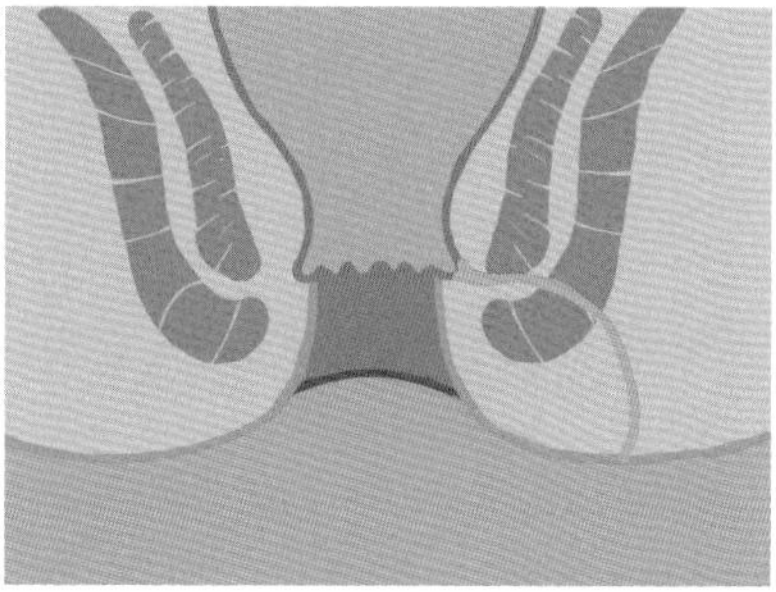

単純痔ろう	分岐していない	手術
複雑痔ろう	分岐している	手術

皮下粘膜痔ろう

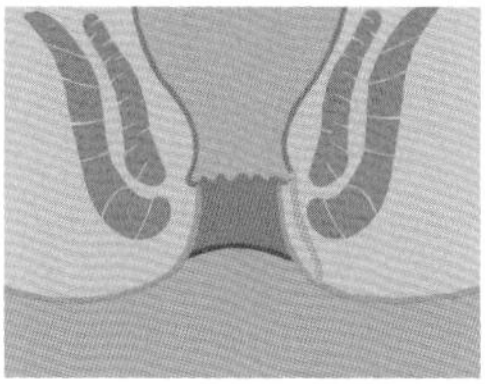

筋間痔ろう

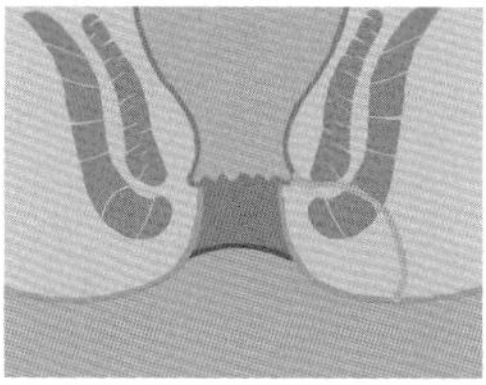

高位痔ろう

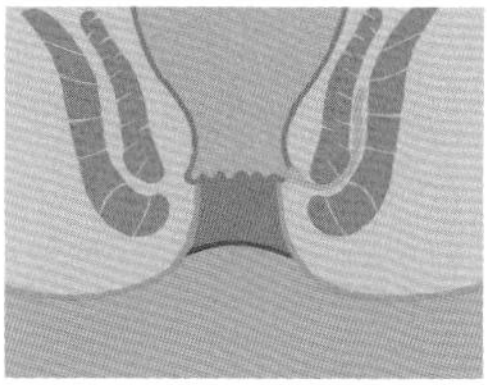

皮下粘膜下痔ろう	括約筋《かつやくきん》と関係しない	手術
筋間痔ろう	括約筋の間を通る	手術
高位痔ろう	肛門奥の直腸下に達する	手術

コラム

この言葉に注意！

日常生活に、痔の悪化の原因が潜んでいることがあります。

もし、あなたがこんな言葉を口にしていたら、痔を悪化させる行動をとっている可能性が高いのです。

「出しきりたい」

無理にいきんで排便するのは、肛門には大きな負担です！　出しきろうと長時間、トイレで頑張ることはしないでください。

「おしりをきれいにしたい」

シャワートイレを長時間使っても、肛門の中まで洗うことはできません。また、その必要はありません！　さらに肛門内を洗うのは感染のリスクがあるので危険です。

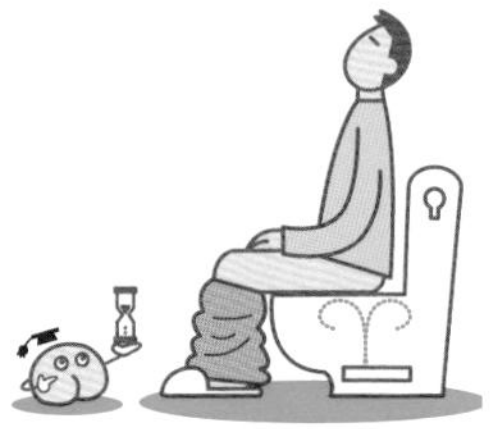

「しっかり拭ききりたい」

排便後のトイレットペーパーに少しでも便が付いていたら気になる。何度も繰り返して拭いてしまうことは、肛門への負担になります。ベタつかない良好な便の状態にすることが大事です。

第3章

どうやって痔を治す？

自分に合った
治療法を見つけよう！

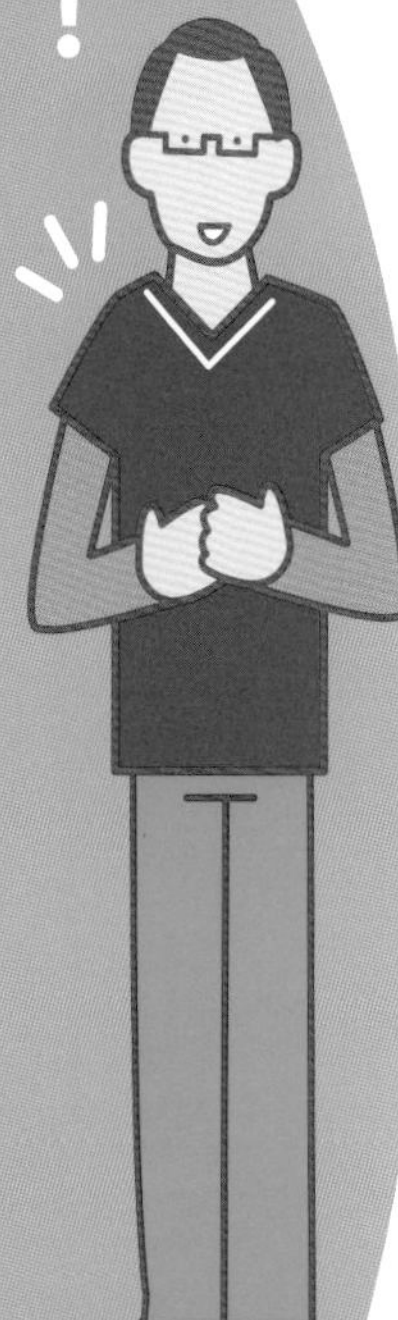

症状を見極めて適切な治療を

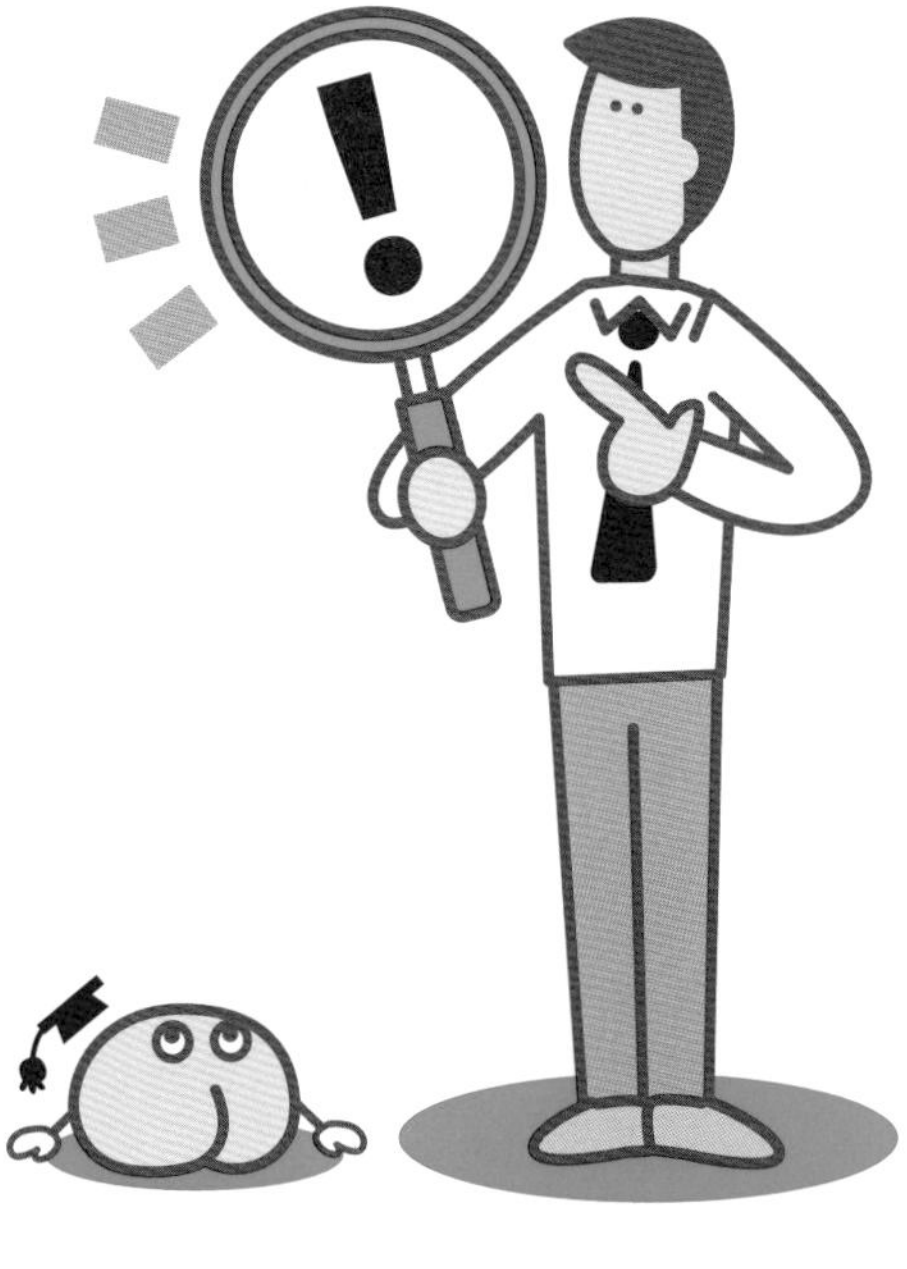

医療の進歩は「過去の常識」を変えていきます。

○手術は1週間の入院が必要　▼▼▼いいえ、日帰り手術ができます。

○痔の手術はすごく痛いもの　▼▼▼いいえ、手術翌日から「いつも通りの生活」ができます。

○脱肛は手術しなきゃ治らない▼▼▼いいえ、初期のものは注射で治ります。

新しい治療は、体にやさしい治療です。

薬、ジオン注射、手術
さまざまな治療法を
組み合わせて治療

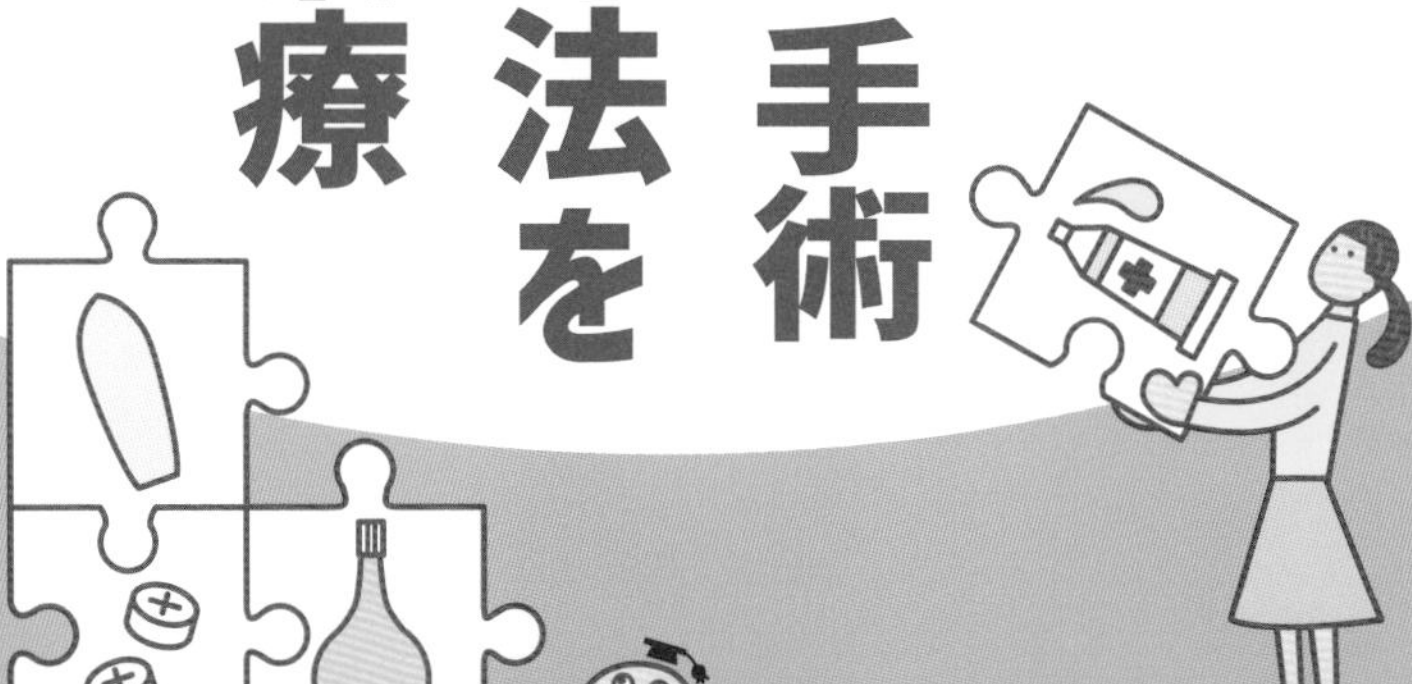

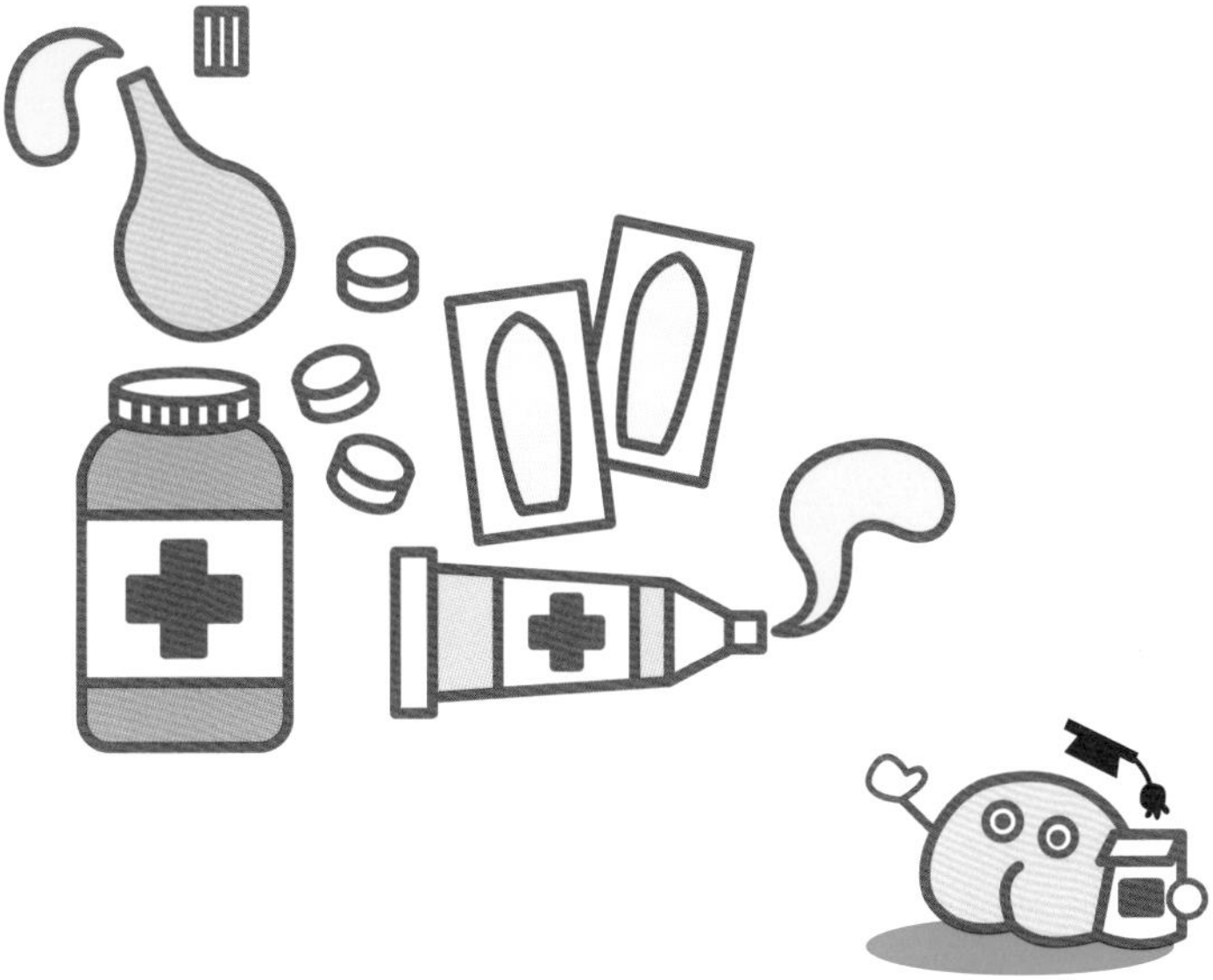

治療には、薬、ジオン注射、手術の方法があります。
まず薬は、大きく分けて、肛門の中に入れたり、塗ったりする「外用薬」と、「内服薬」があります。
症状や基礎疾患、体質などを考慮して、これらを組み合わせて治療します。

切らずに痔を完治
ジオン注射とは？

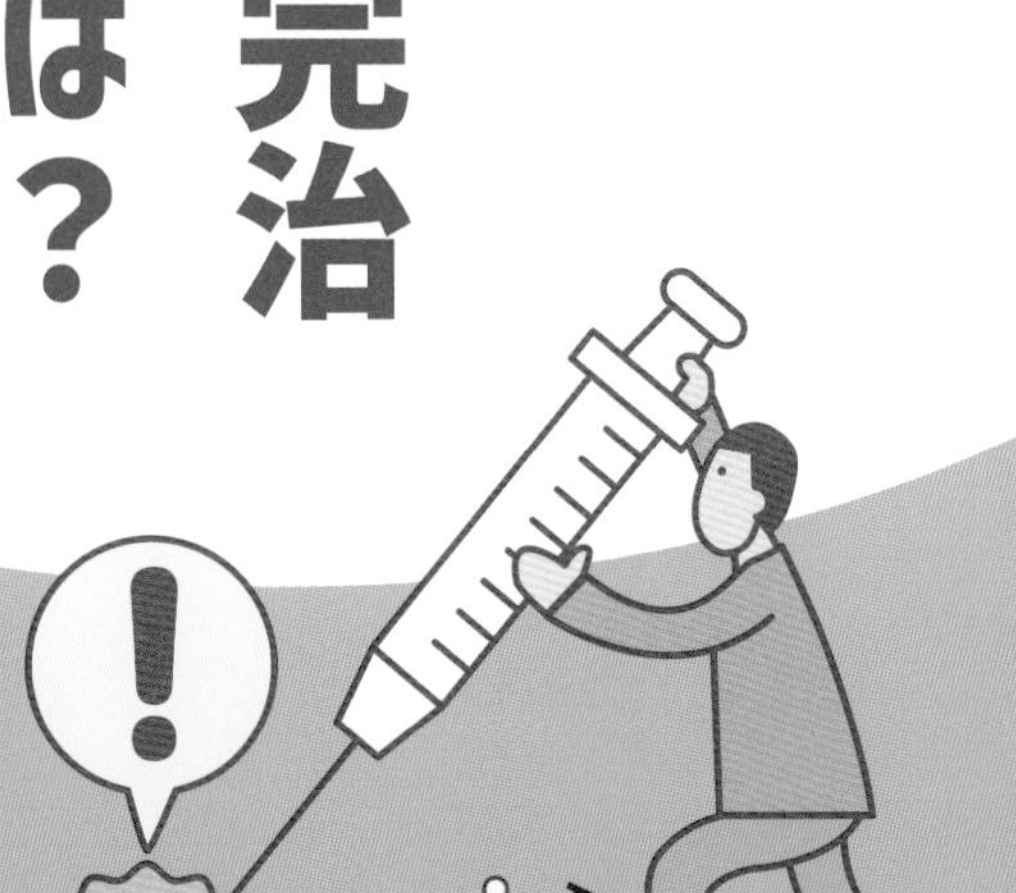

ジオン注射 4ヶ所注射法

ジオンは内痔核硬化剤で、注射することで内痔核を硬化させ、脱出や出血などの症状を改善する薬剤です。

ジオン注射は効果に持続性があり、根治が期待できる治療法です。

注射前

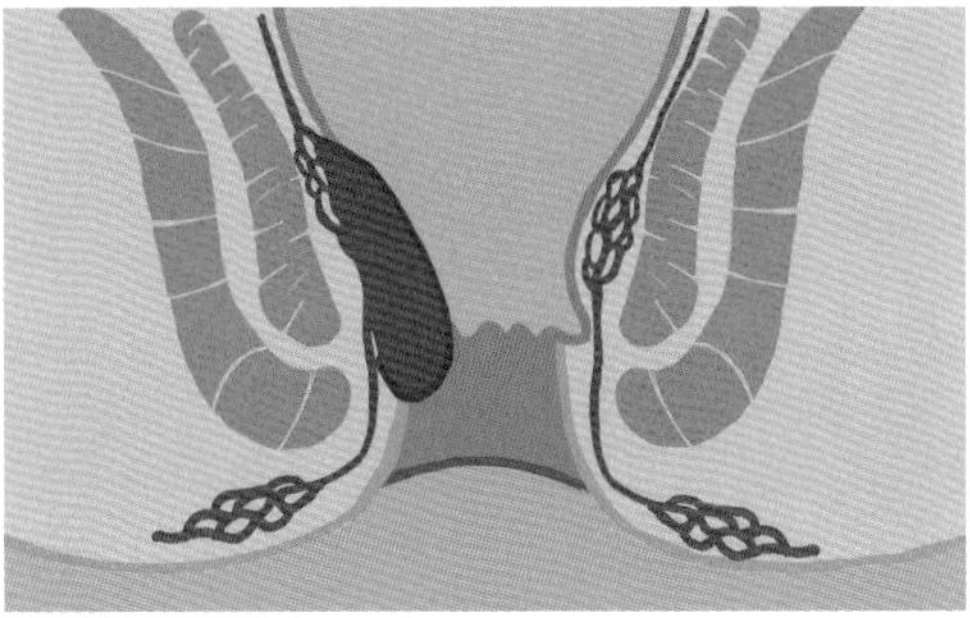

注射

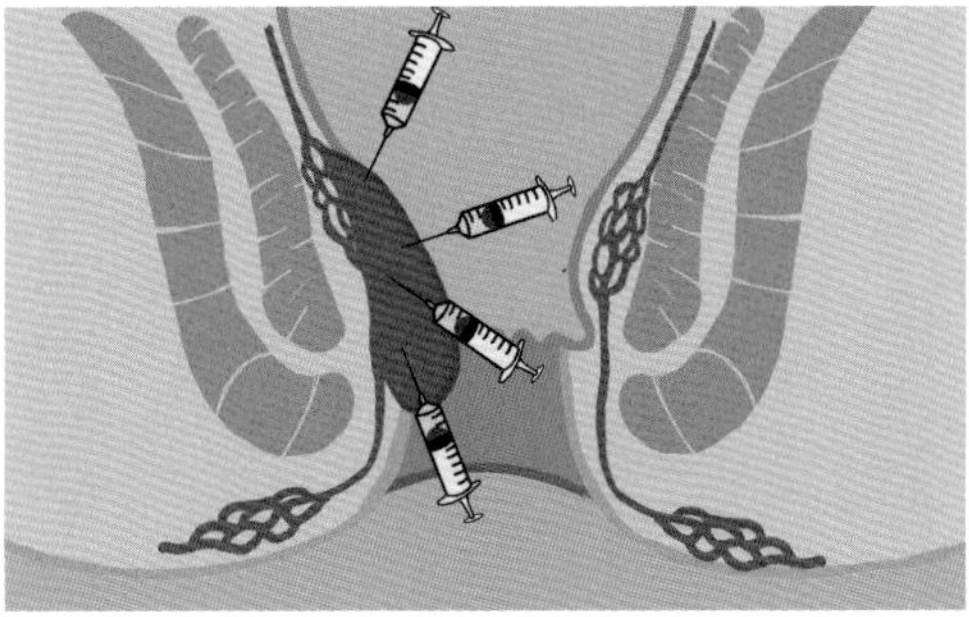

注射後

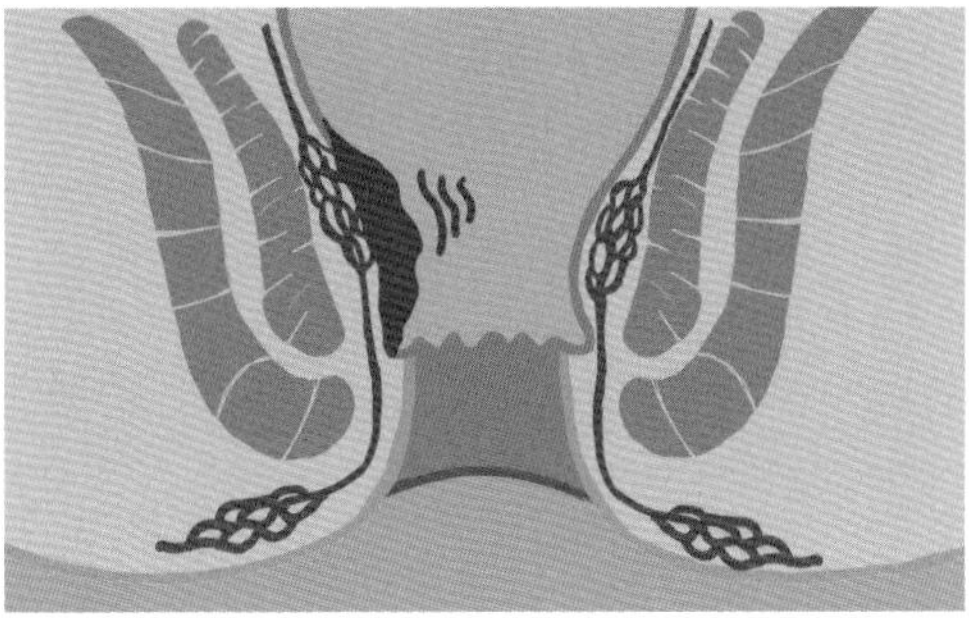

体にやさしい痔の超低侵襲手術について

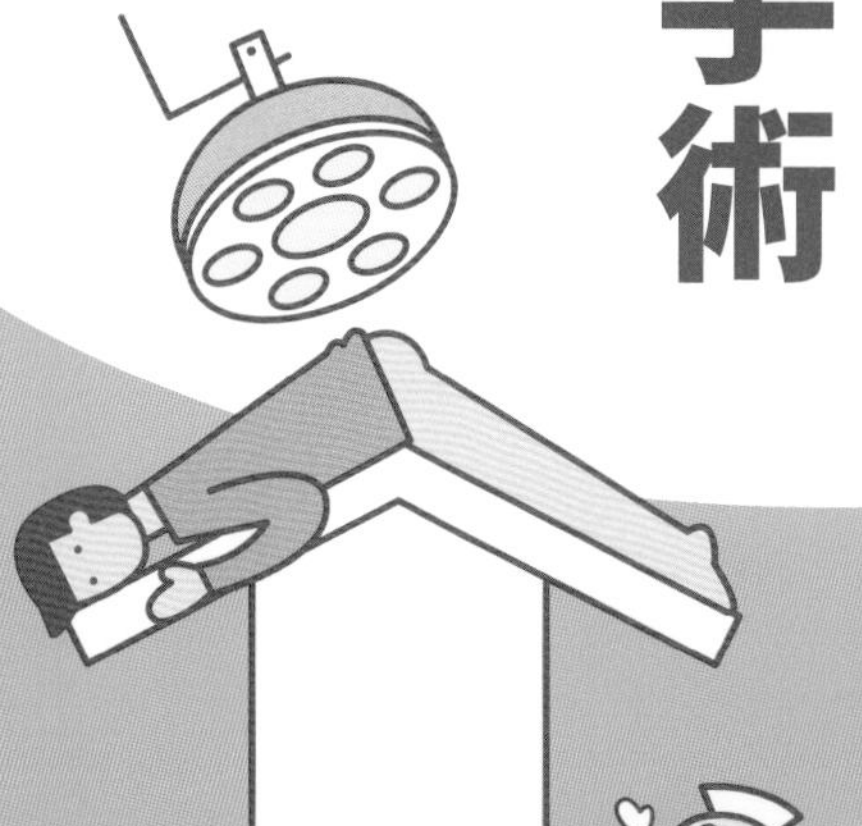

低侵襲手術、超低侵襲手術

ジオン注射を併用することにより、切除範囲の少ない低侵襲手術、さらに超低侵襲手術が行われるようになりました。日帰り手術も一般的な治療となりました。

手術分類

手術のみ	通常手術	入院手術
手術＋ジオン注射	低侵襲手術	日帰り手術＋自宅安静
レーザーメス＋手術＋ジオン注射	超低侵襲手術	日帰り手術＋安静なし

超低侵襲手術の種類

痔核手術	クランプトレーザー法	P62 参照
裂肛《れっこう》手術	周堤をレーザー切除	P66 参照
痔ろう手術	ダブルドレナージ法	P70 参照

レーザーメスとは…
レーザーメスの
2つのメリット

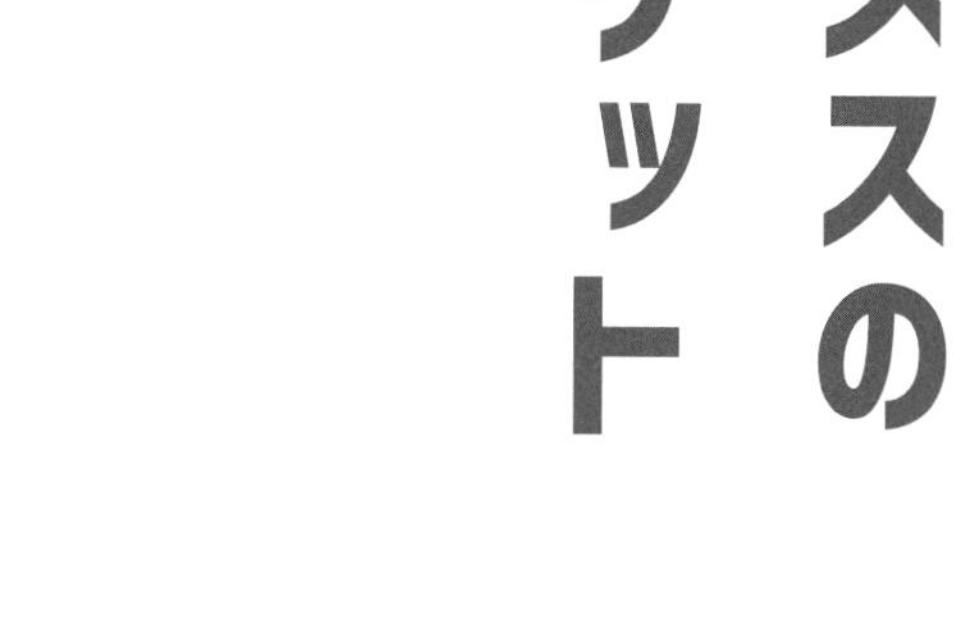

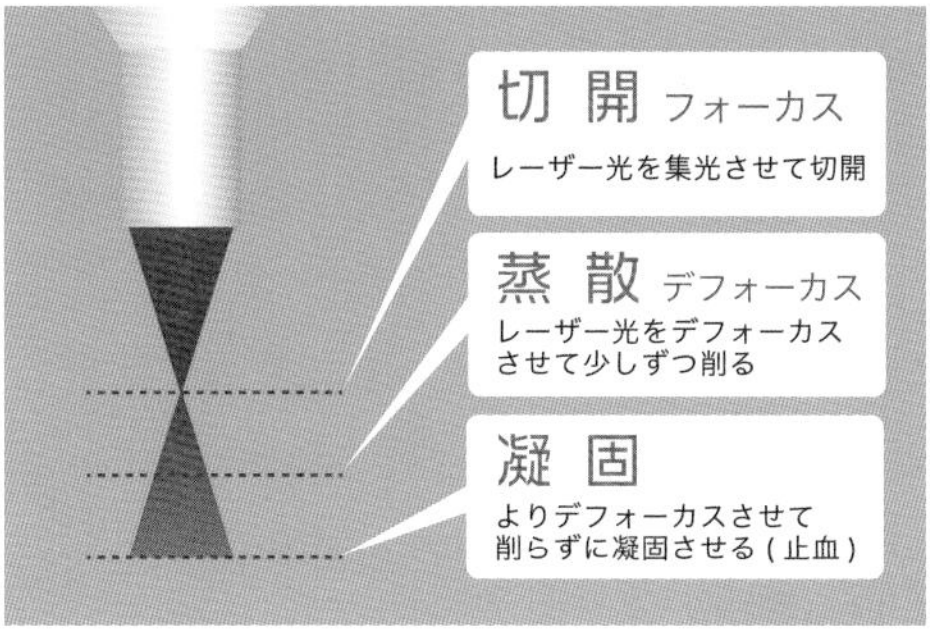

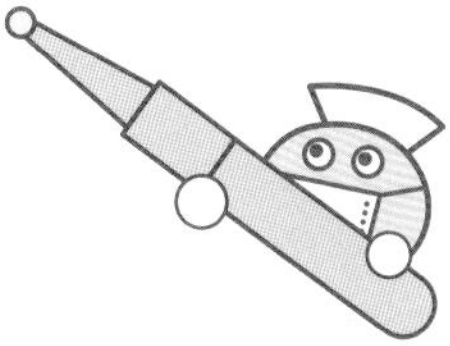

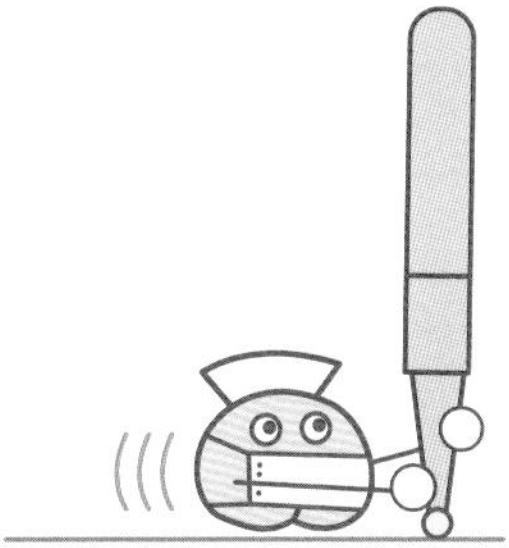

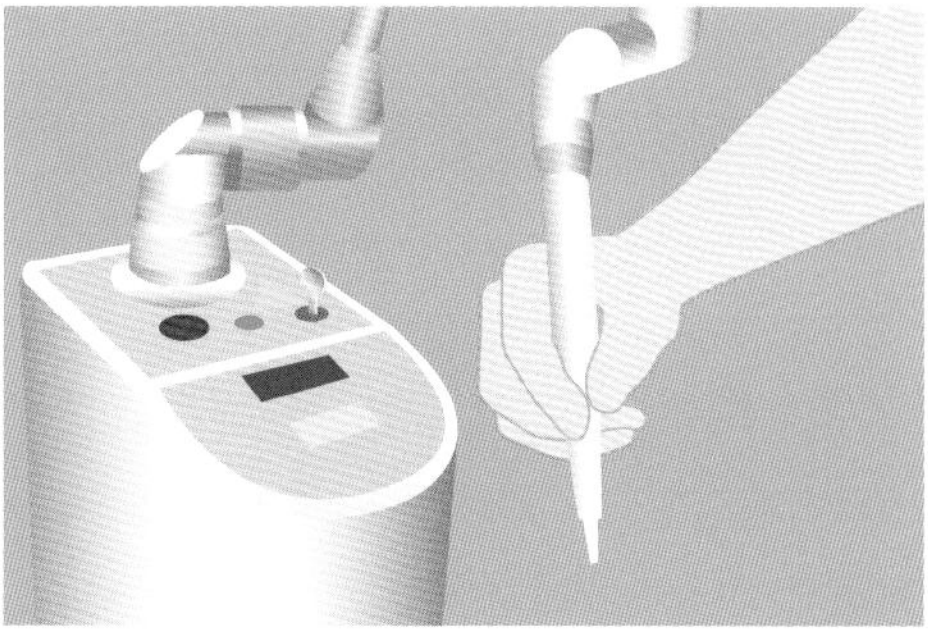

1 手術後の傷は(電気メスと比較して)組織へのダメージが少ないため、傷の治りが早く痛みも少ない。

2 宙空(非接触性)からレーザー光線を照射するため、凸凹な複雑に変化した病変もトレース(なぞる)するような感じで容易に病変を切除することができる。

ちなみに接触して病変を切る電気メスや通常のメスは凸凹の病変は苦手。

クランプトレーザー法って、どんな手術？

痔核の2/3の血流をクランプ(遮断)して切除し、残りの1/3の痔核を郭清《かくせい》し、ジオン注射を併用する手術方法。手術創は痔核切除術のみと比較して5分の1以下となる。傷の治りも早く、痛みも大幅に軽減され、翌日よりダウンタイムなく、日常生活ができます。

痔核2/3切除＋痔核1/3郭清ジオン注射

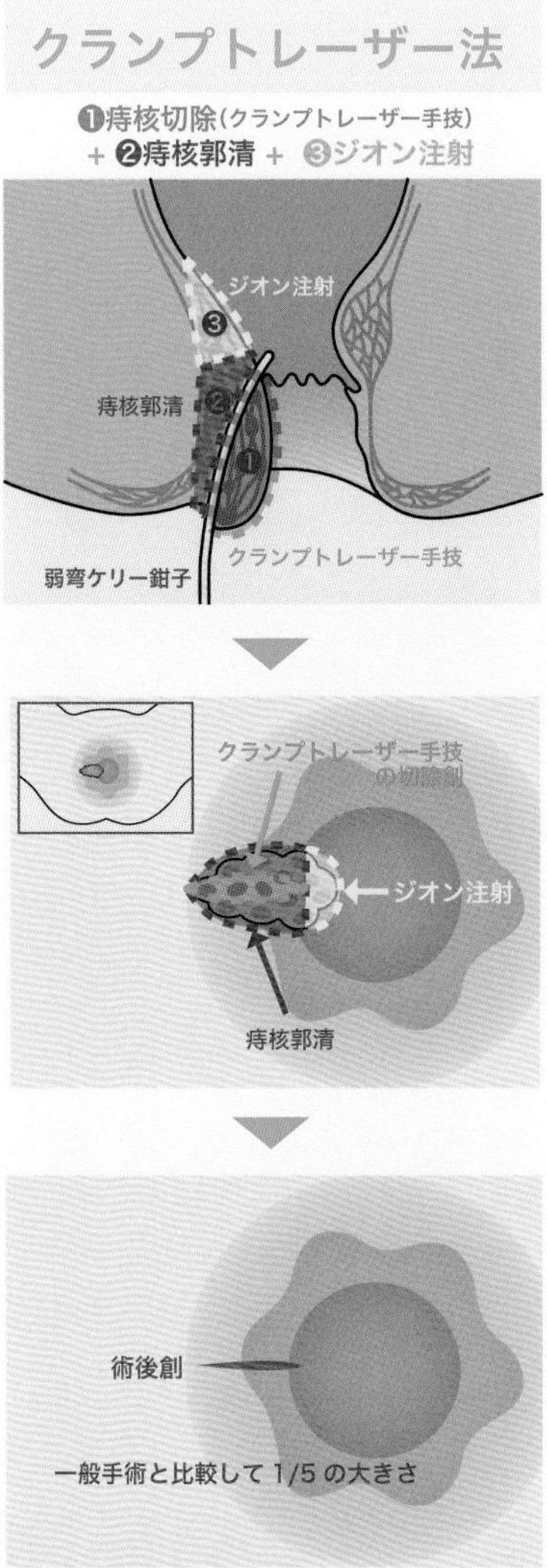

❷痔核郭清（痔核切除）

クランプトレーザーの手術創より痔核下部3分の1を切除する。

※郭清とは悪いものを取り除き清める意味をもつ。

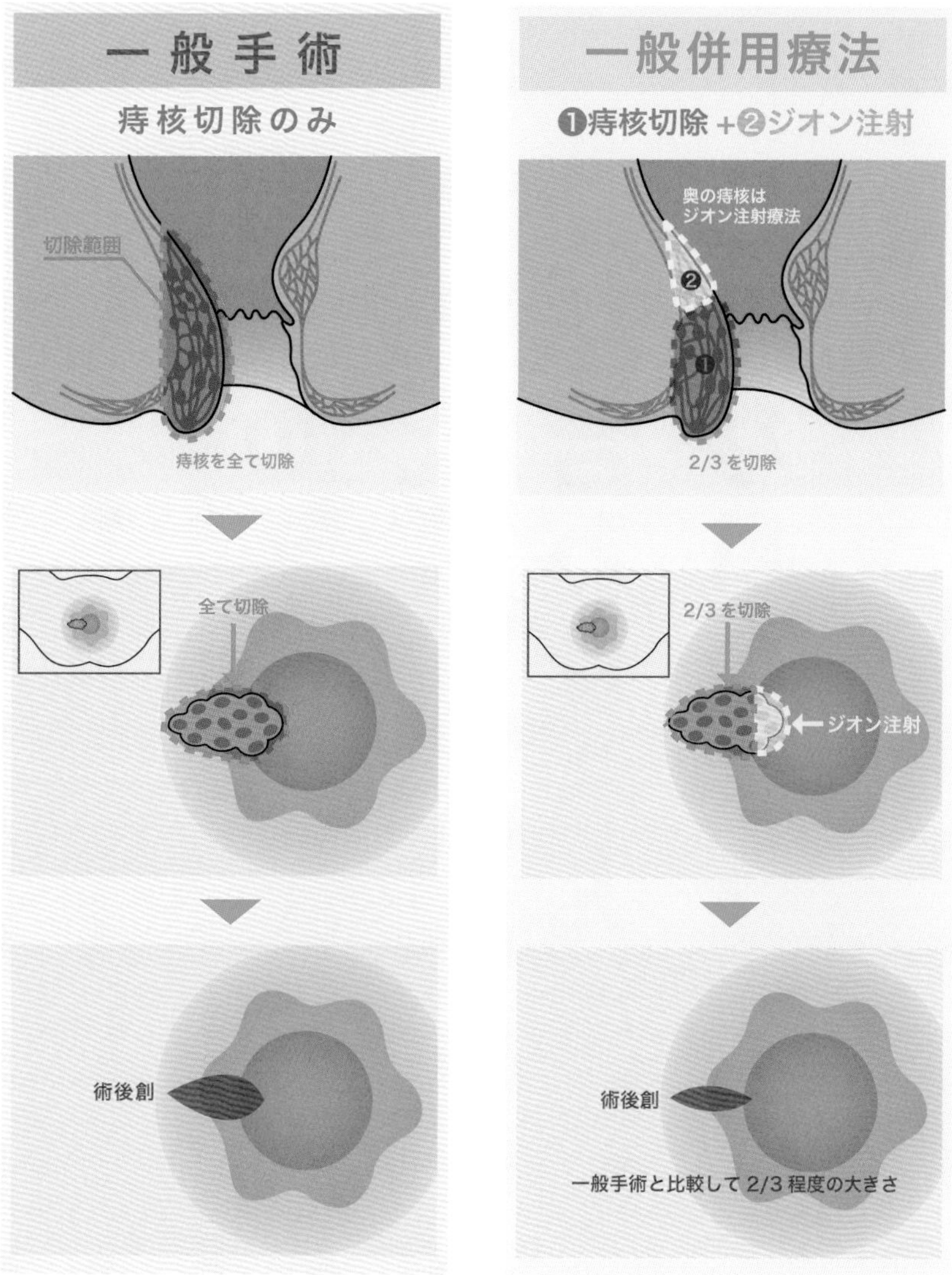

❸ジオン注射

内痔核に注射して内痔核を硬化消退させる治療法。
内痔核硬化療法に分類される。

裂肛《れっこう》の手術って裂けた部分を縫い合わせるんじゃないの？

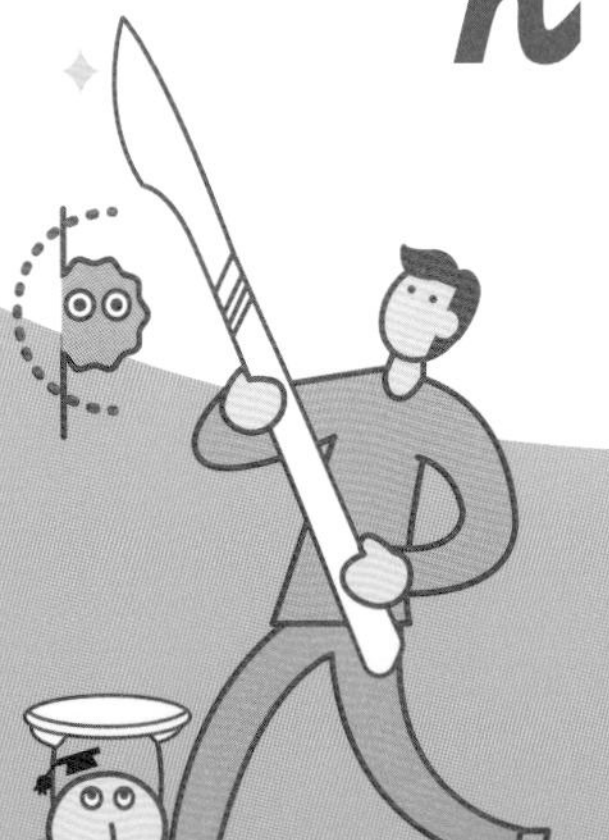

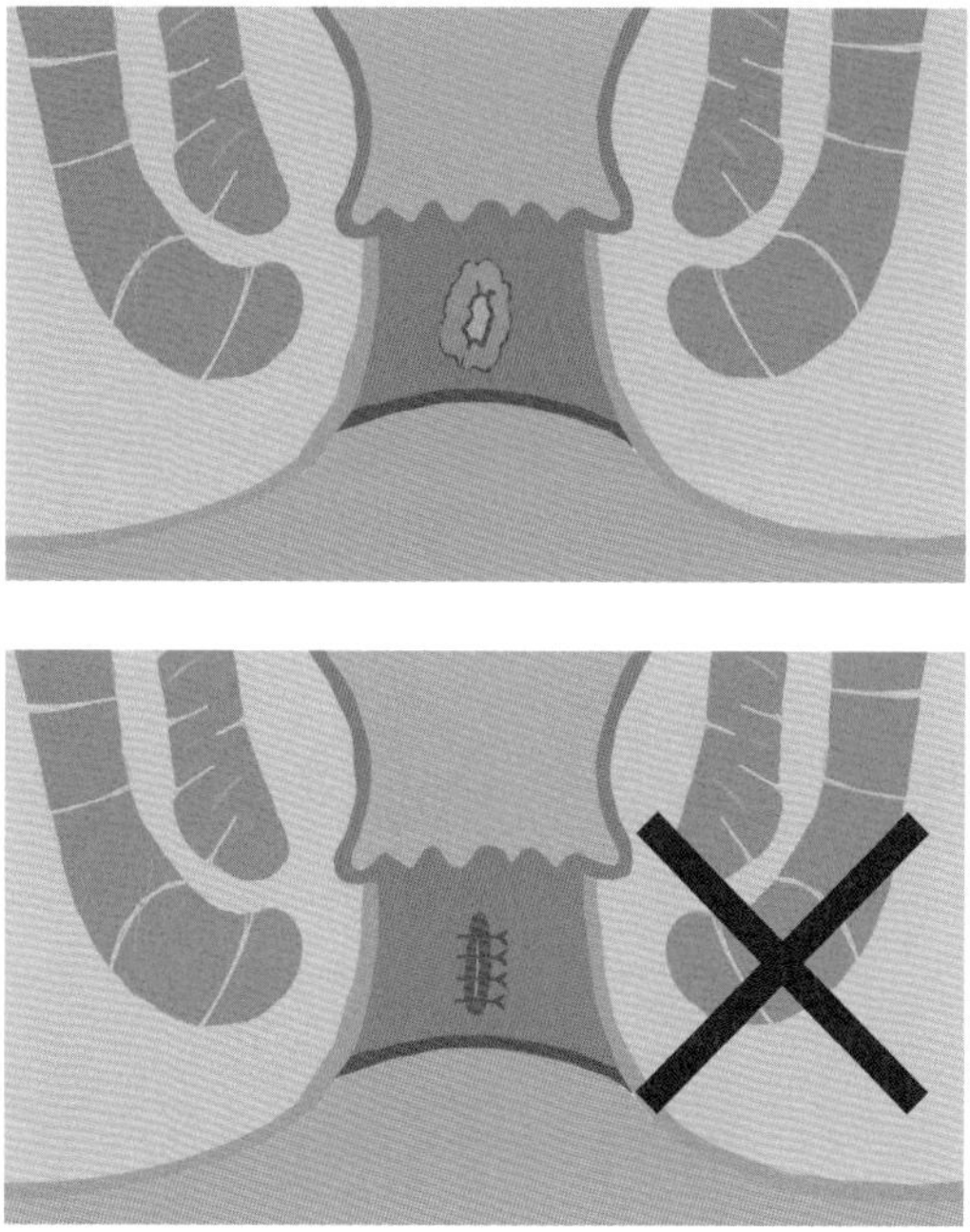

裂肛の手術というと、裂けた部分を縫い合わせ閉鎖すると思いがちですが、裂肛手術は単純に裂肛を縫い合わせるようなものではありません。

もし縫い合わせても肛門が開く際に糸が切れて開いてしまうでしょう。

※続きは次のページへ

裂肛《れっこう》の手術って
どんな手術？

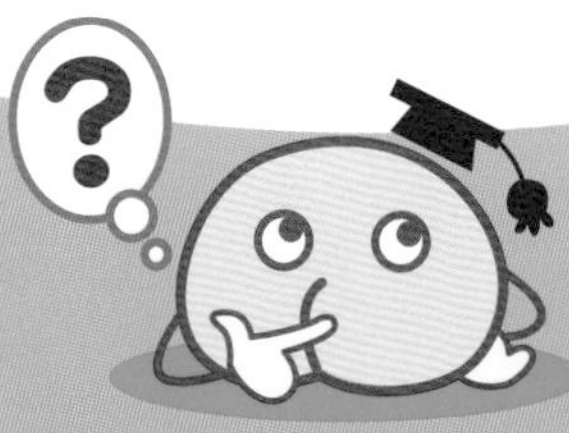

裂肛の手術

裂肛の手術とは、裂ける治るを繰り返すことで硬くなった裂肛の縁（周堤）を取り除き、治りやすいフレッシュな傷にすることです。

そして肛門狭窄に対して括約筋《かつやくきん》をストレッチ（肛門拡張）して肛門がスムーズに動くように戻します。

＊複雑に凸凹になった周堤切除にはレーザーメスが最適です。

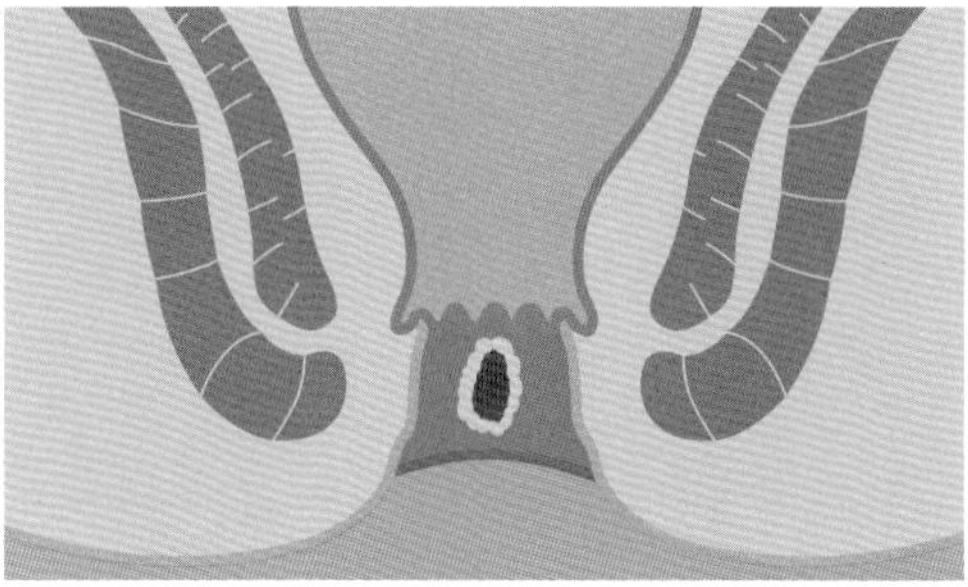

周堤切除前

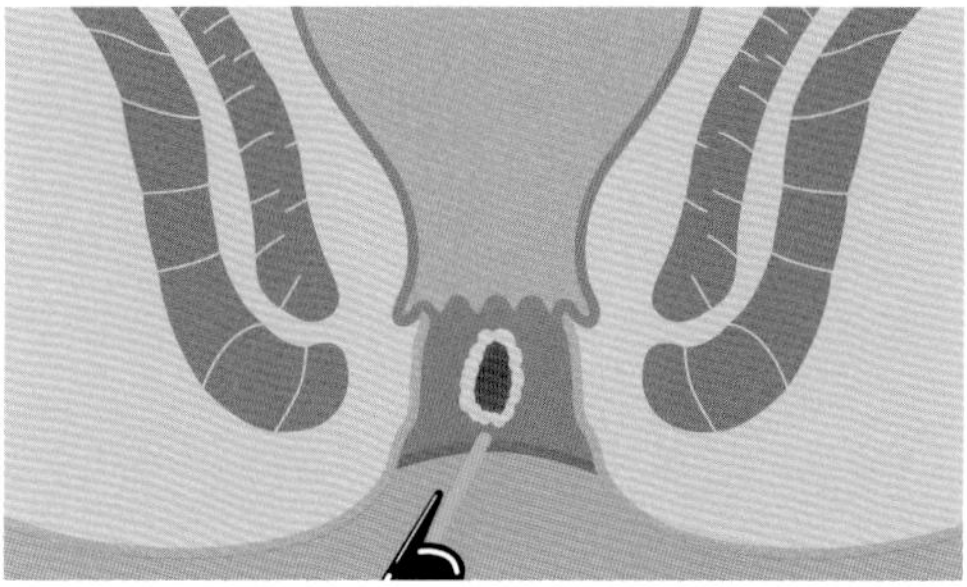

レーザーにて周堤切除

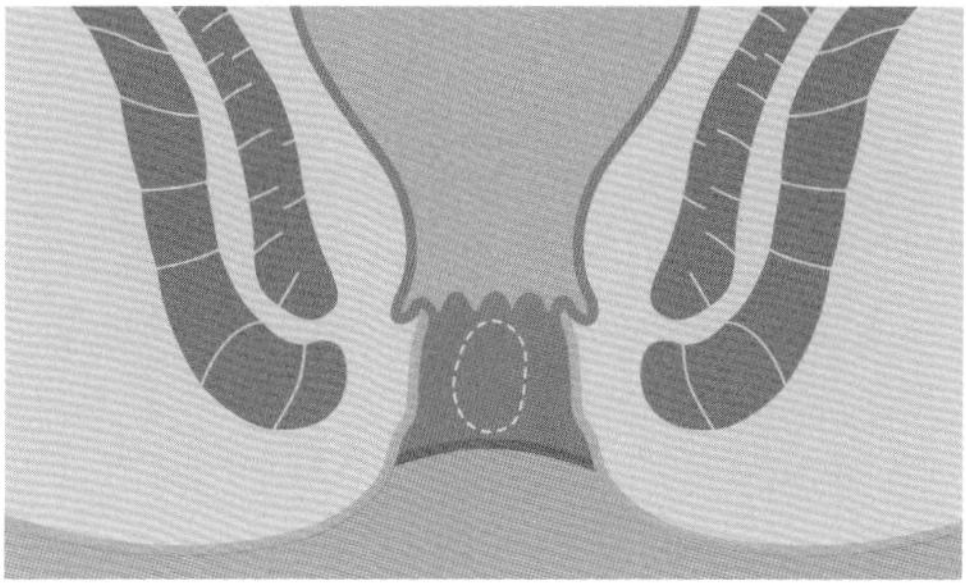

周堤切除後

痔ろう手術の種類と特徴

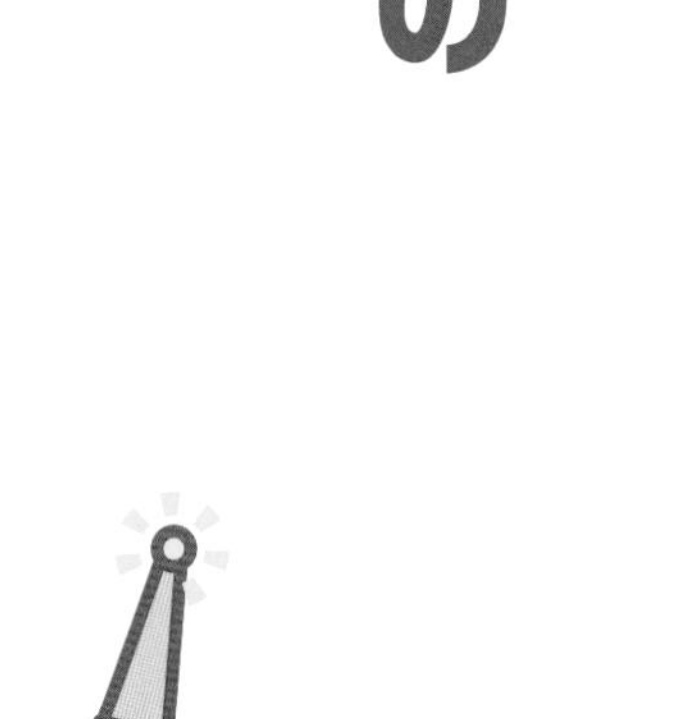

痔ろうくりぬき法

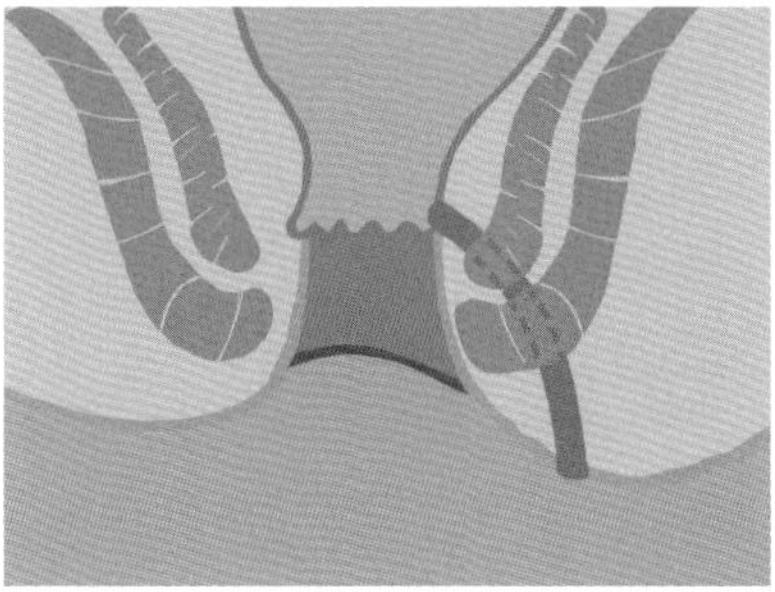

痔ろう開放術

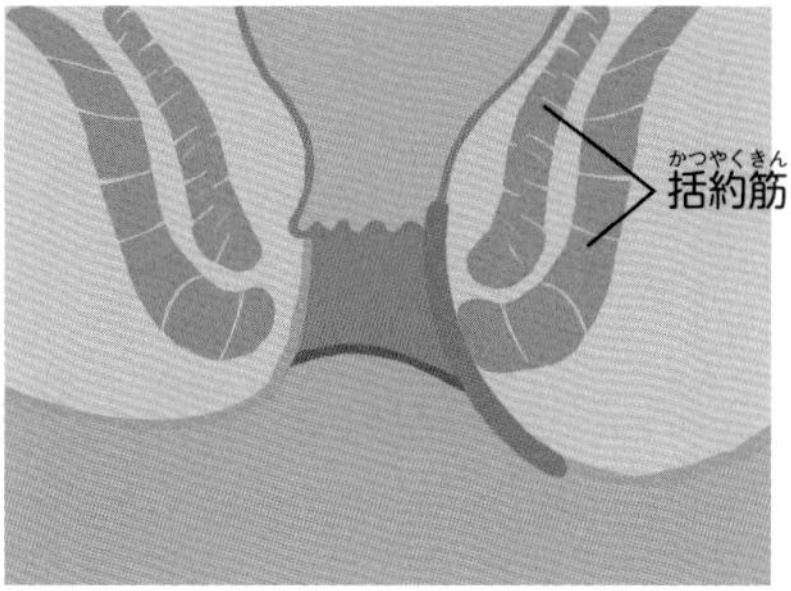

ダブルドレナージ法

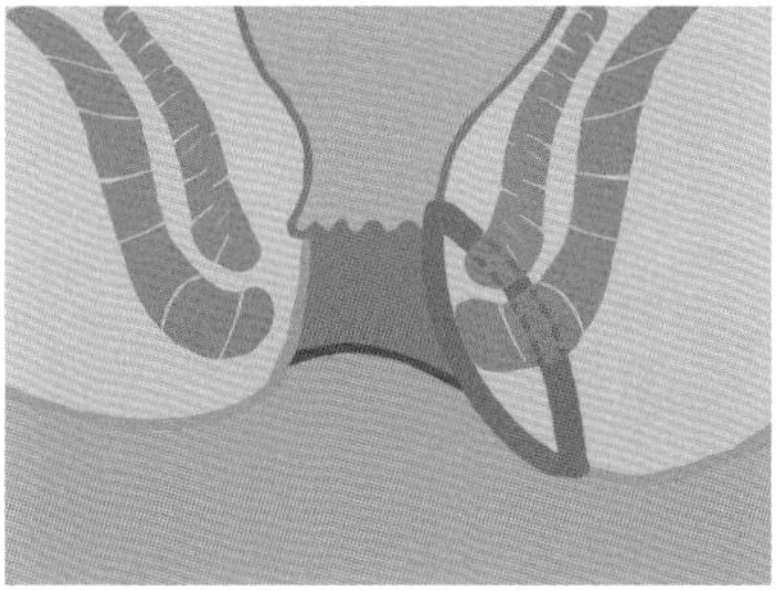

シートン法

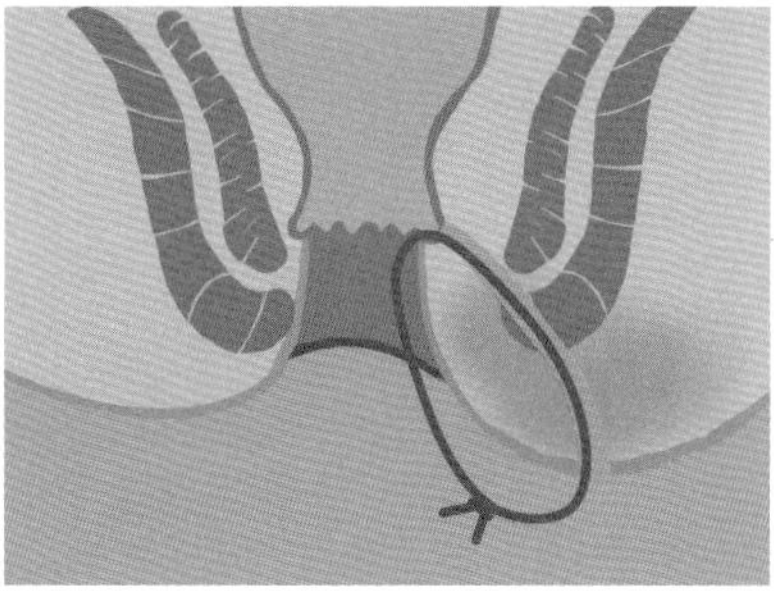

痔ろう開放術	ろう管を切開する	再発率は少ないが、括約筋が損傷する
痔ろうくりぬき法（括約筋温存）	ろう管をくりぬく（括約筋温存）	括約筋を損傷しないが、再発率が高い
シートン法	ろう管に輪ゴムを通し、締めながらろう管を開く。世界最古の治療で古代は輪ゴムではなく毒薬を塗った馬の毛を使用していた	痔ろうに輪ゴムを通し、少しずつ縛って数ヶ月かけて痔ろうを開放する
ダブルドレナージ法	ろう管をくりぬいた後に括約筋の上面と下面にドレナージ創を作成する。レーザーメスにて行う	再発が少ない開放術と括約筋を損傷しないくりぬき法のメリットを併せもった方法

痔ろう手術
ダブルドレナージ法

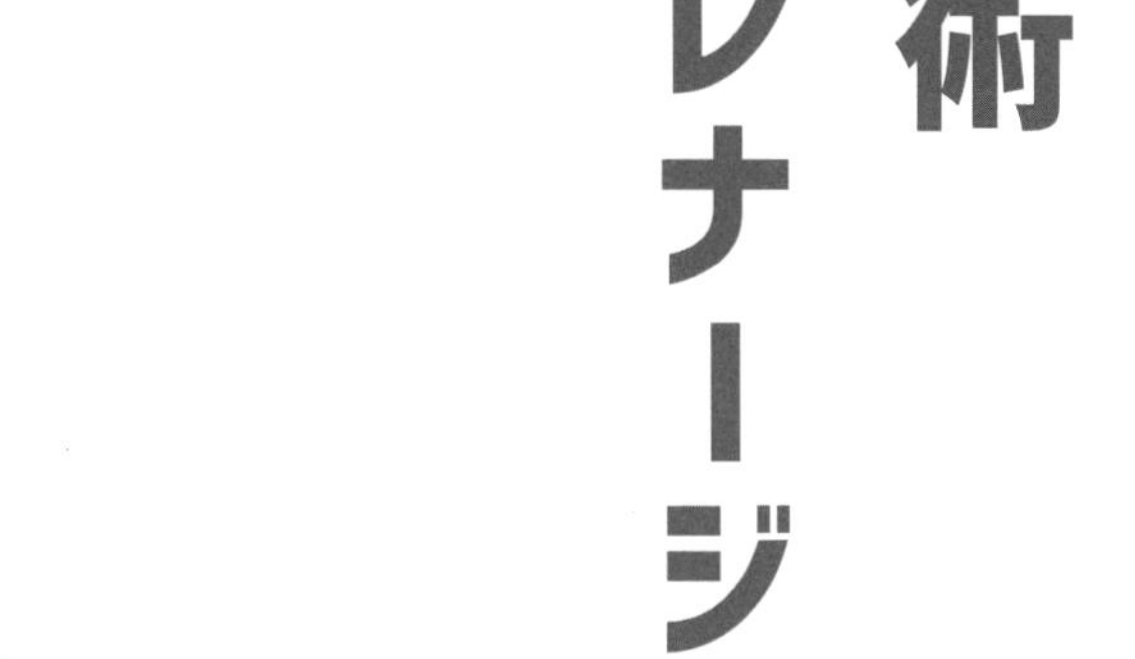

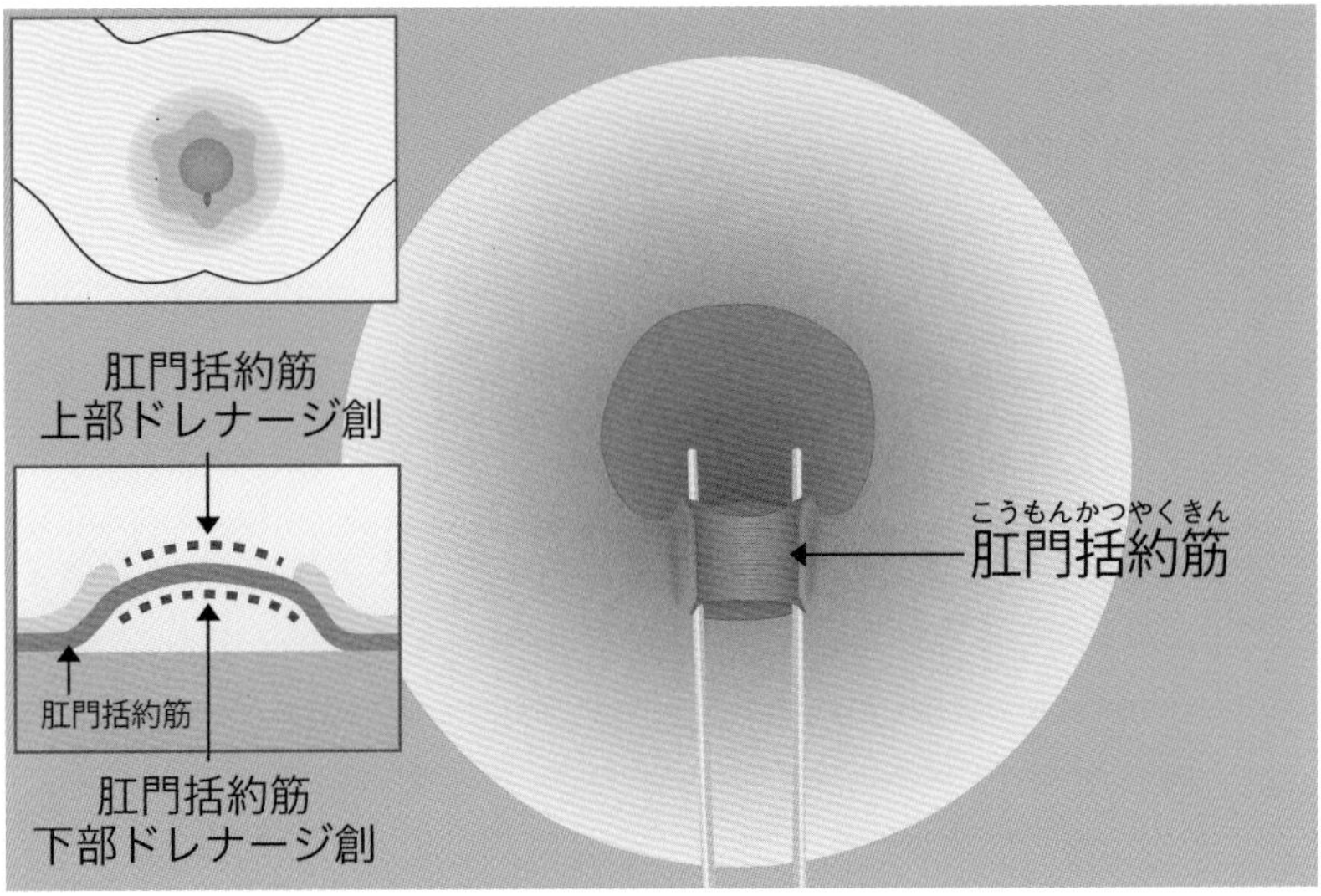

再発がしにくい開放術と、再発率は高いが括約筋を損傷させないくりぬき法のメリットを併せもった方法です。括約筋の裏側を剥離して括約筋を浮かして、括約筋の上部と下部にドレナージ創（開放創）をつくる方法です。レーザーメスを使用して行います。

コラム

日帰り手術のスケジュール

痔の日帰り手術、ジオン注射のスケジュールを紹介します。

午前の手術		午後の手術
8:00	来院	12:30
（着替え、麻酔準備）	準備	（着替え、麻酔準備）
	手術	
（個室で 3 ～ 4 時間ほど）	安静	（個室で 3 ～ 4 時間ほど）
12:00～13:00	帰宅	17:00～18:00 （ジオン注射は16:00～17:00）

［手術後の通院の目安］

翌日、1 週間後、3 週間後。

＊痔ろうの手術の場合：上記に加えて 5 週間後

＊ジオン注射の場合：上記に加えて 7 週間後

第4章

生活の質を高める！

知っておきたい
痔との付き合い方

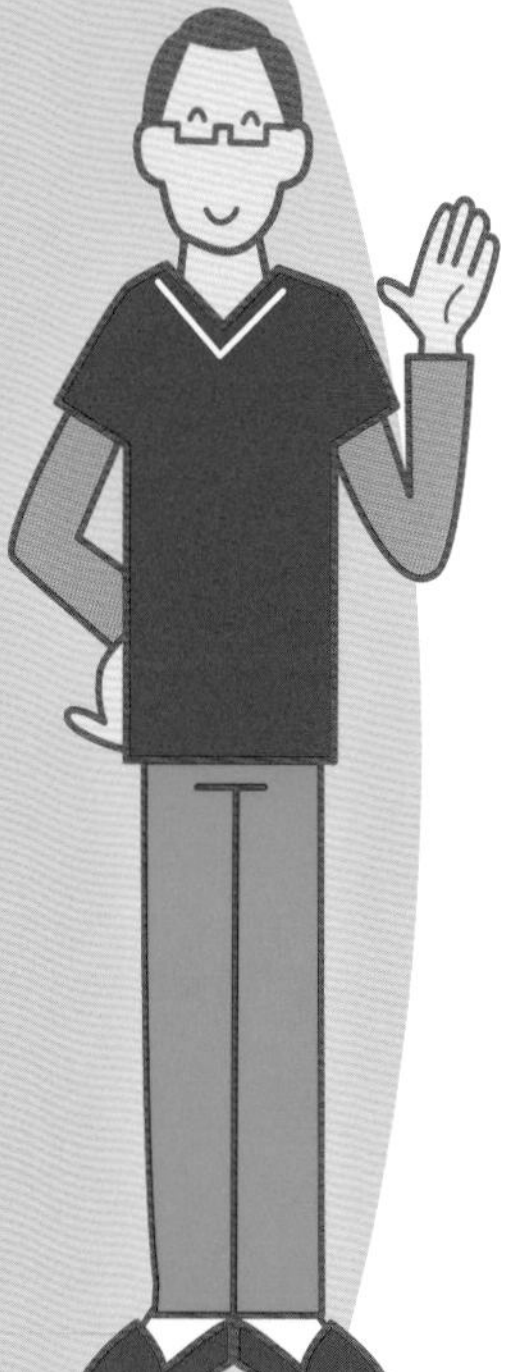

痔との上手な付き合い方は予防にもつながる

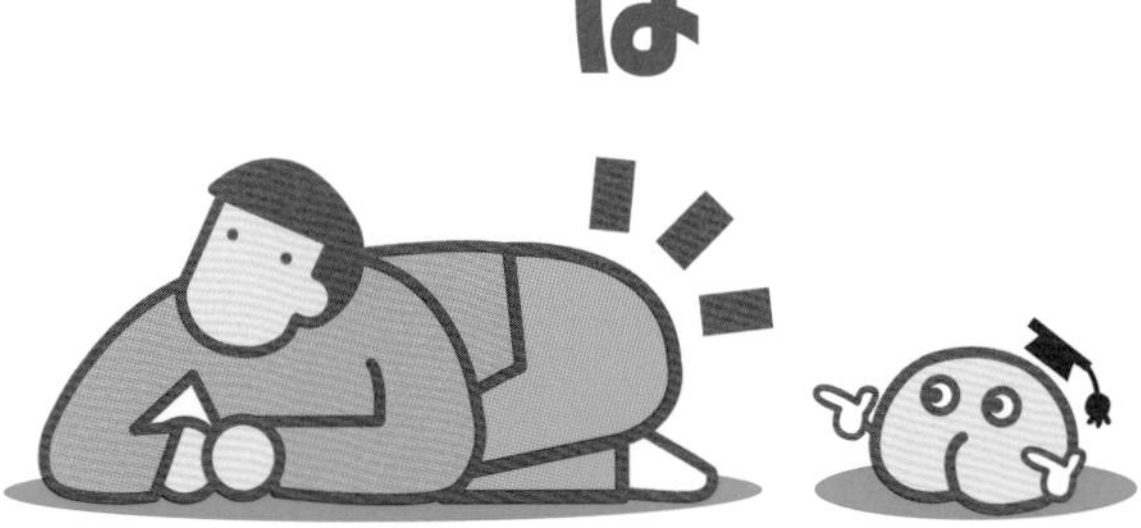

痔の治療では、必ずしも根治を目指すわけではありません。たとえば痔を切除すると肛門の機能が損なわれてしまうような場合は、生活の質を下げないことを重視して手術はせず、痔を悪化させず上手に付き合っていく治療を選択することも多いのです。

そして、この痔との上手な付き合い方は、痔の予防にもつながります。

肛門はしっかり洗ったほうがいい？

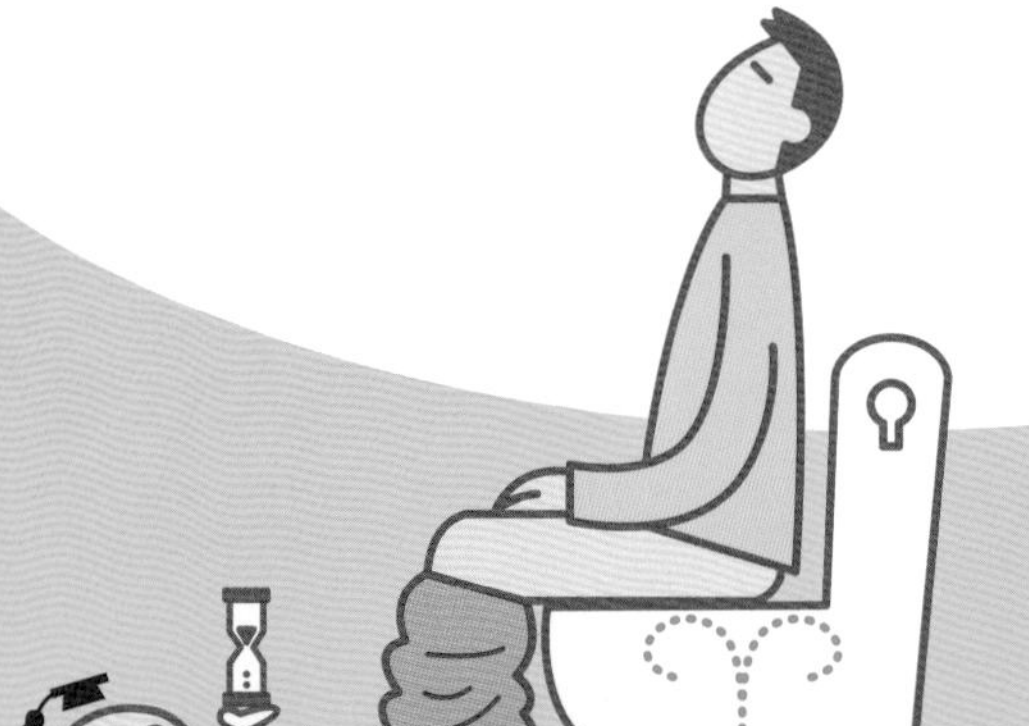

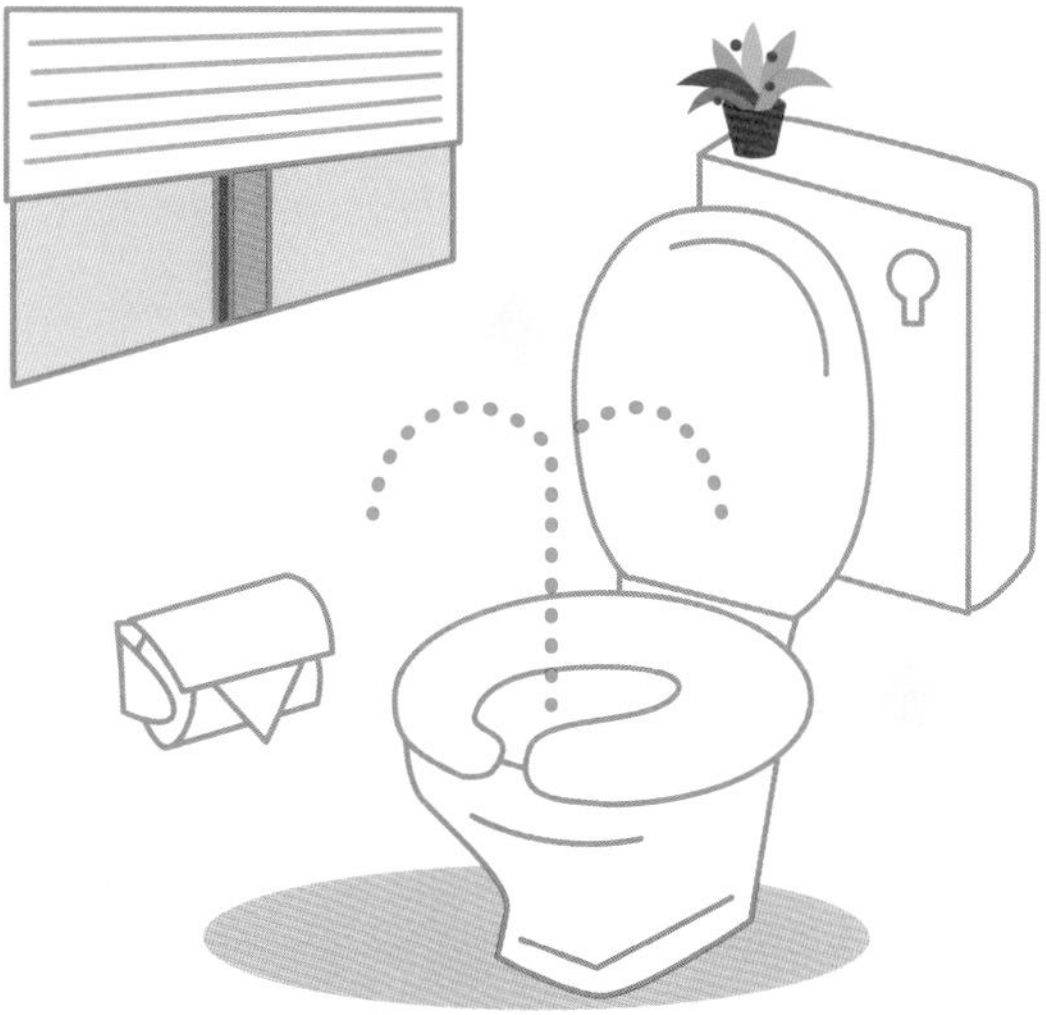

肛門の違和感やかゆみを訴える方は、たいていは洗いすぎていることが多いものです。また、肛門の中に指を入れて洗うことは決して良くありません。肛門粘膜が傷つき、痔を悪化させます。

肛門の拭きすぎも痔を悪くするので要注意です。ゴシゴシこするのではなく、トイレットペーパーで肛門を押さえるように拭きましょう。

肛門が腫れているときは温めたほうがいい？

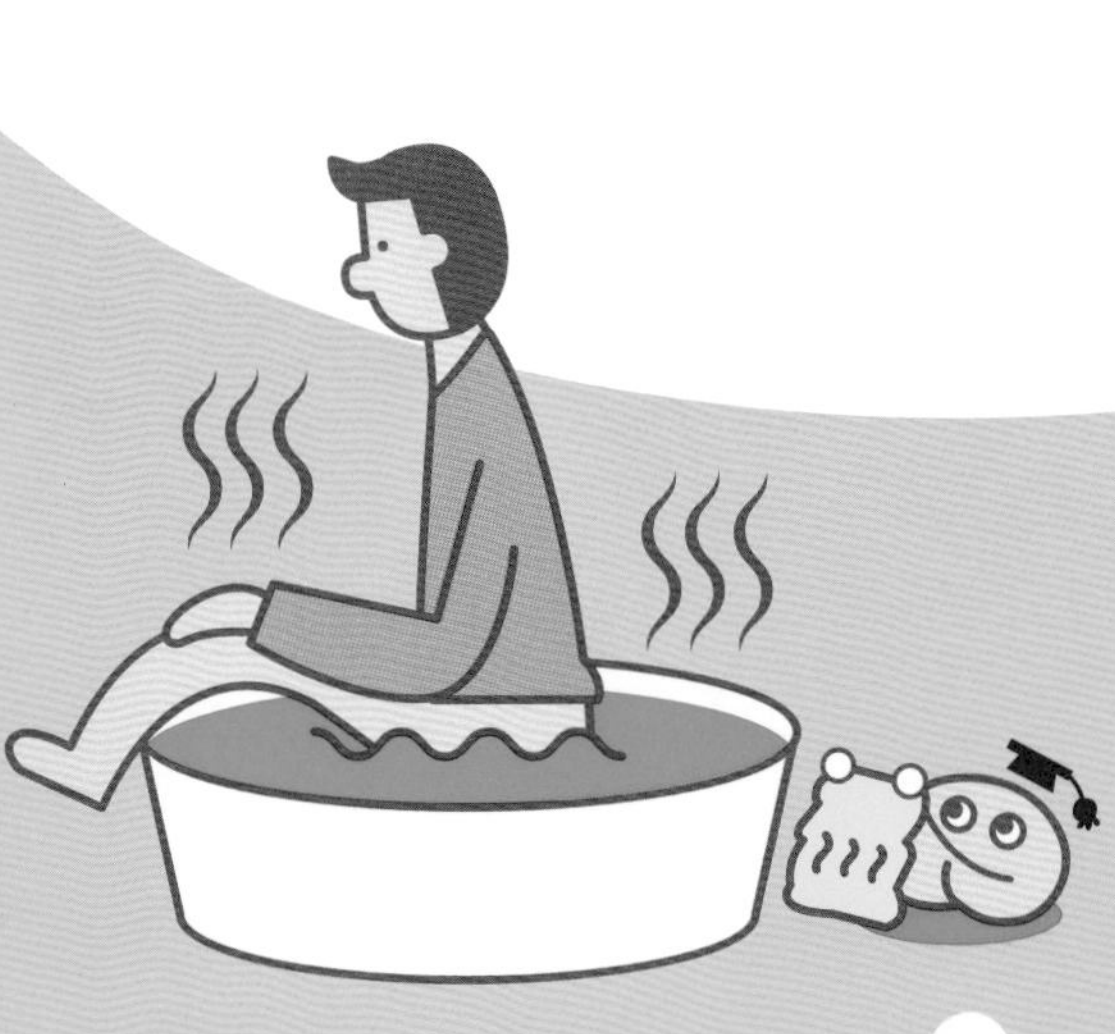

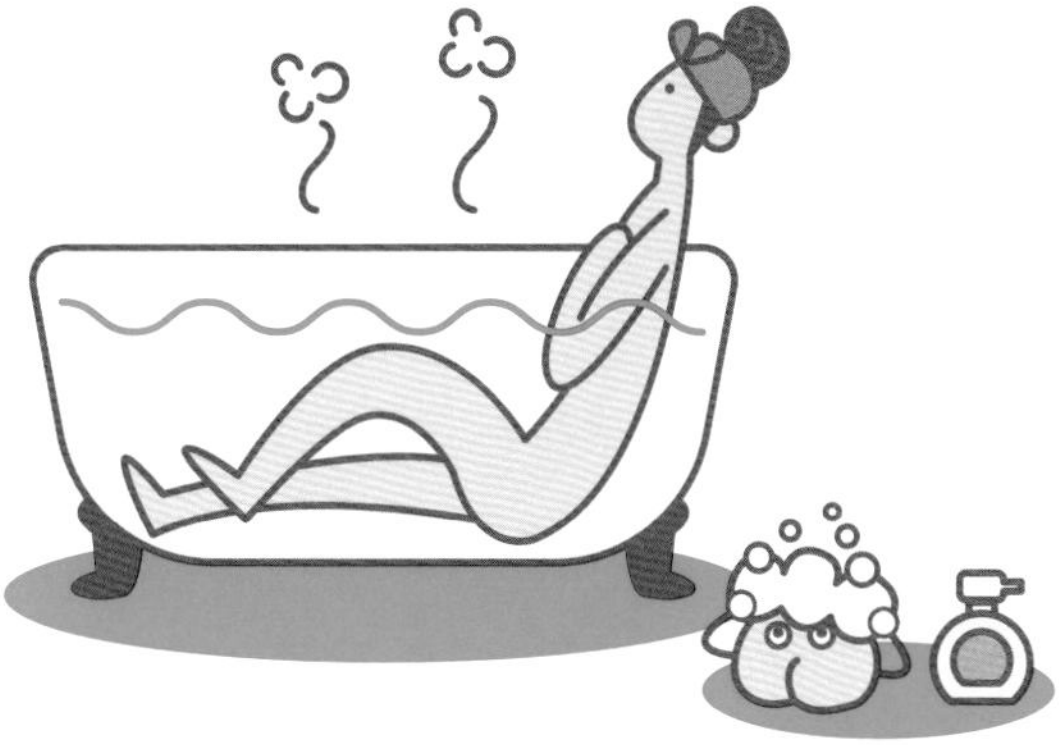

肛門が腫れる病気に嵌頓痔核《かんとんじかく》と肛門周囲膿瘍《こうもんしゅういのうよう》があります。

肛門周囲膿瘍は肛門が化膿した病気なので、温めると症状が悪化します。

嵌頓痔核は温めると楽になります。

毎日決まった時間に排便したほうがいい？

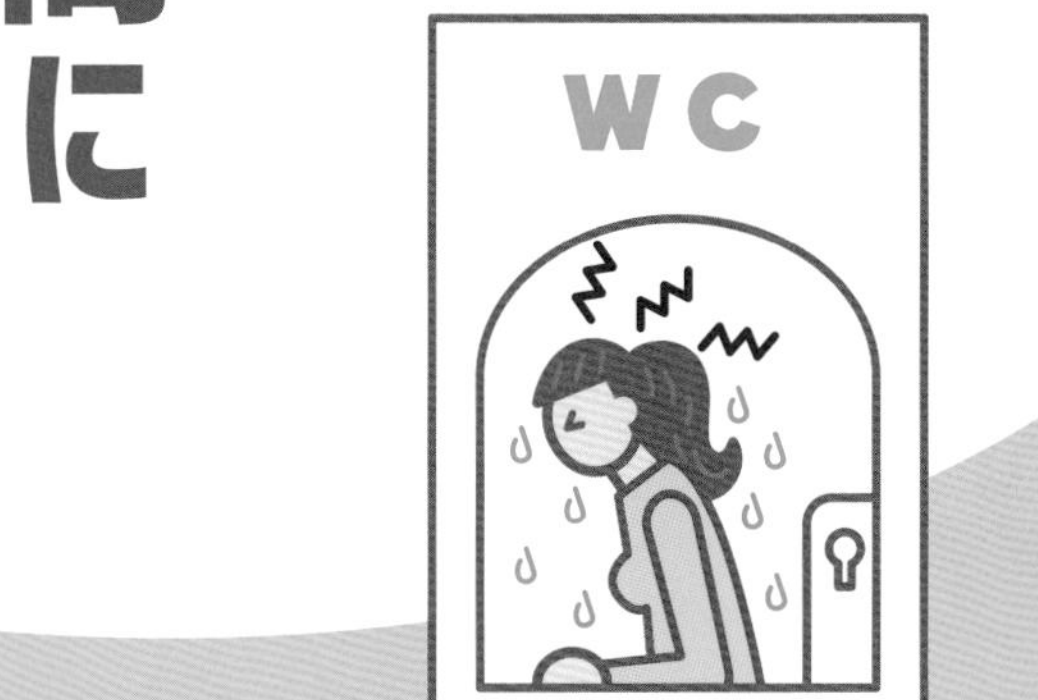

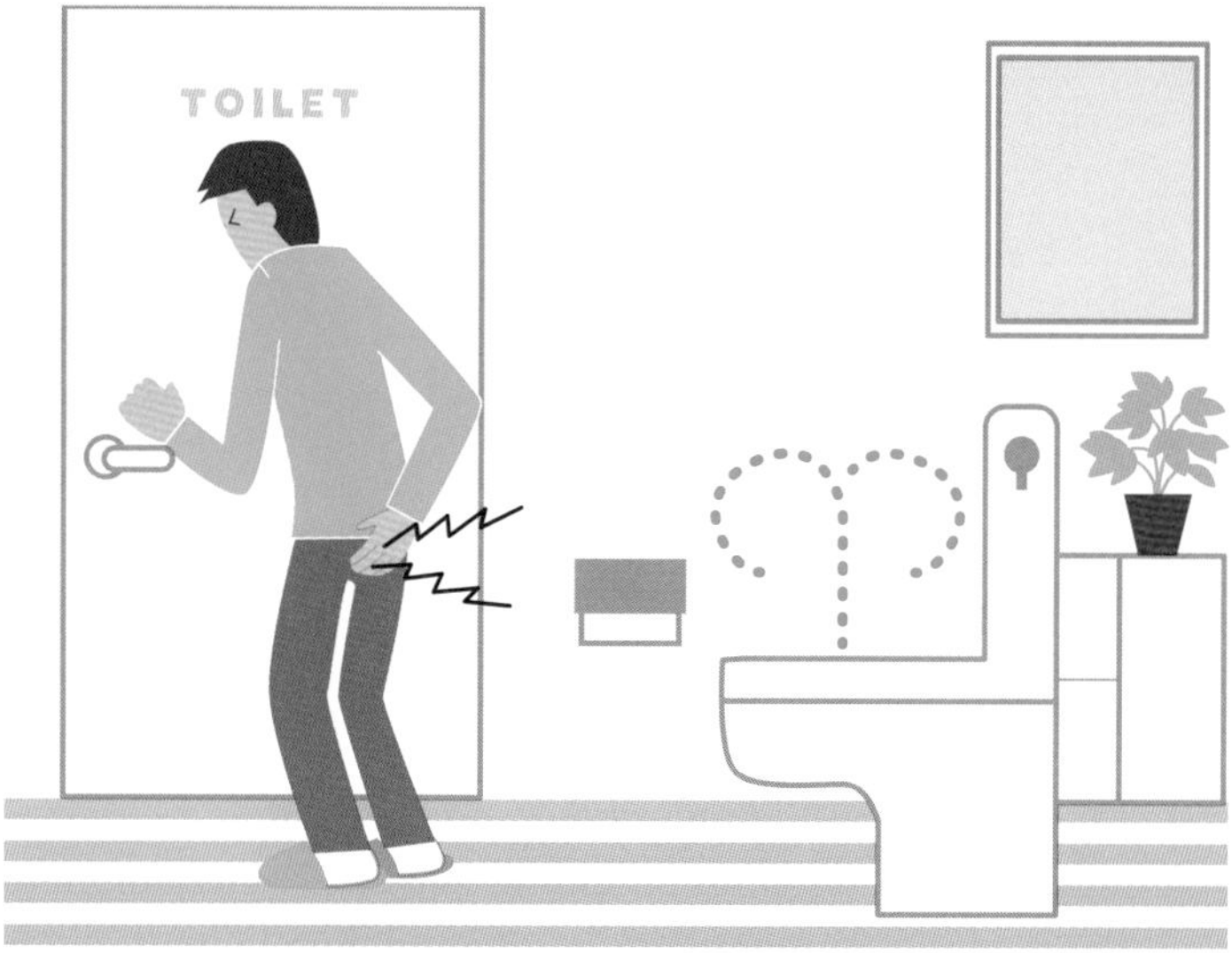

通勤時間などを気にして出かける前に無理にいきんで排便すると痔が悪化します。

大切なのは便意に従って排便をすることです。

血が出るのは
きれ痔？

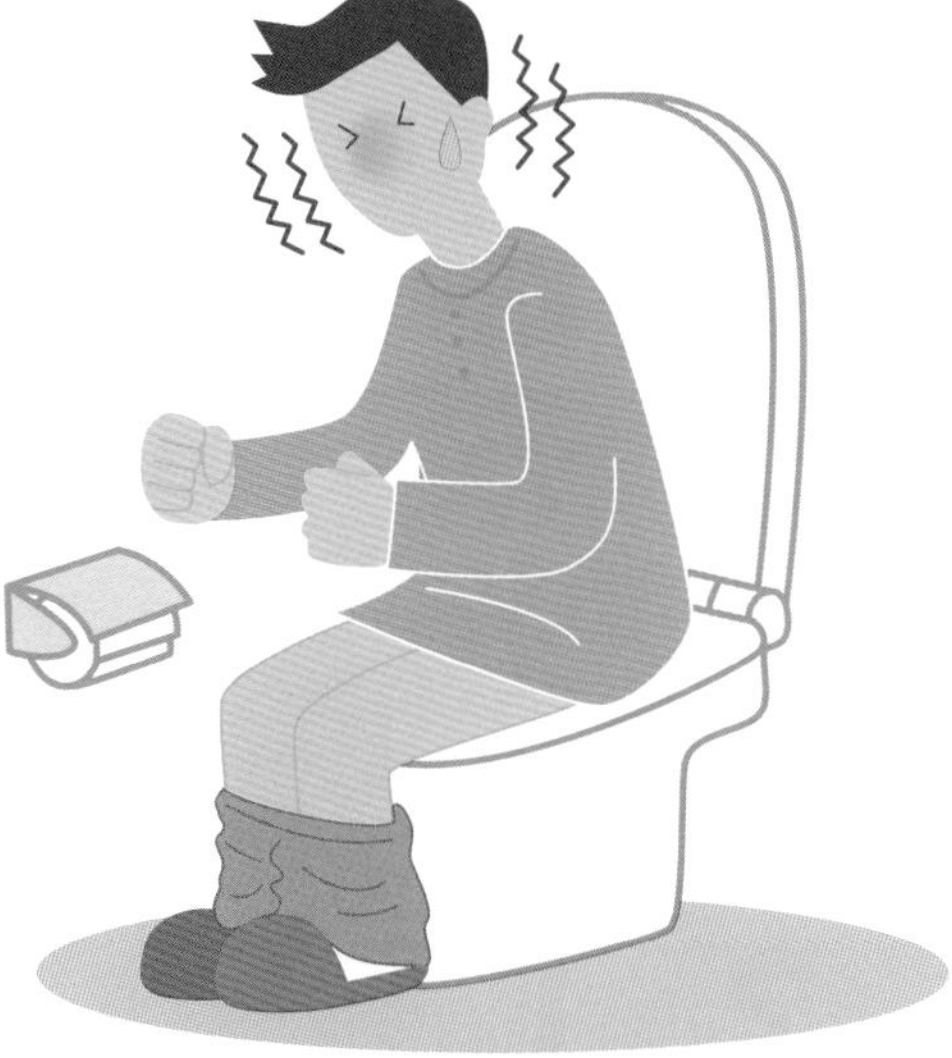

肛門から血が出るのがきれ痔と思われがちですが、たくさん血が出るのはいぼ痔です。きれ痔は排便後にトイレットペーパーに付く程度の出血がほとんどです。

手術は できるだけしない ほうがいい？

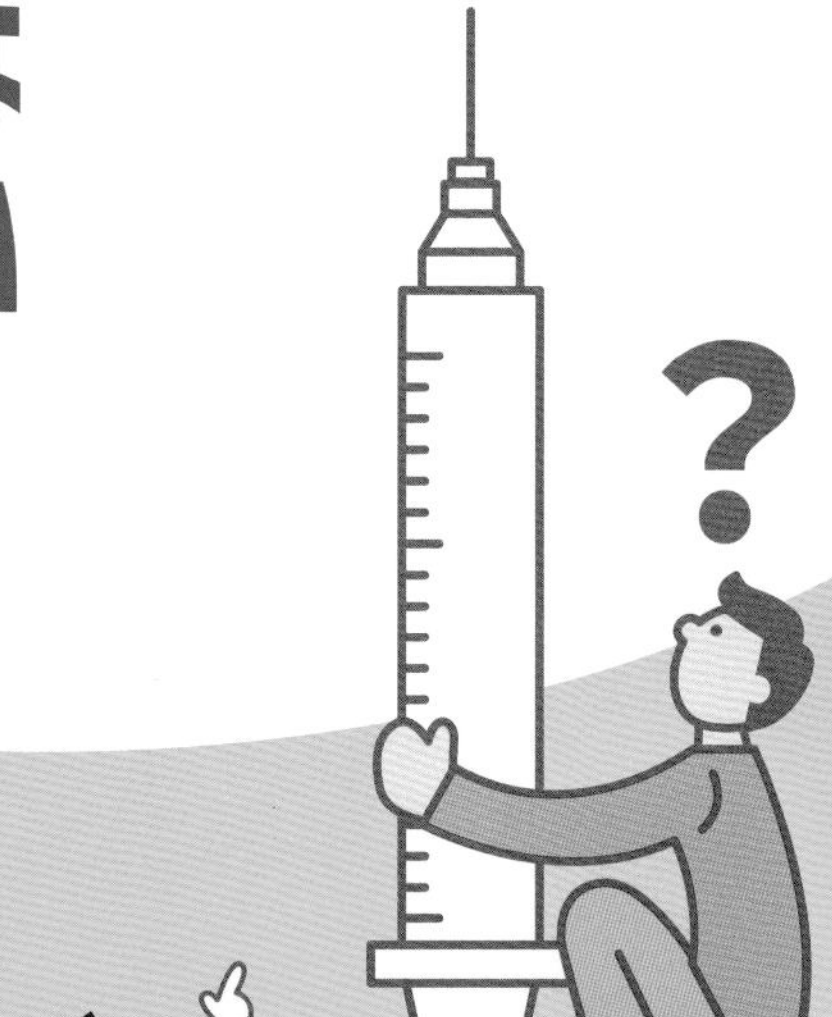

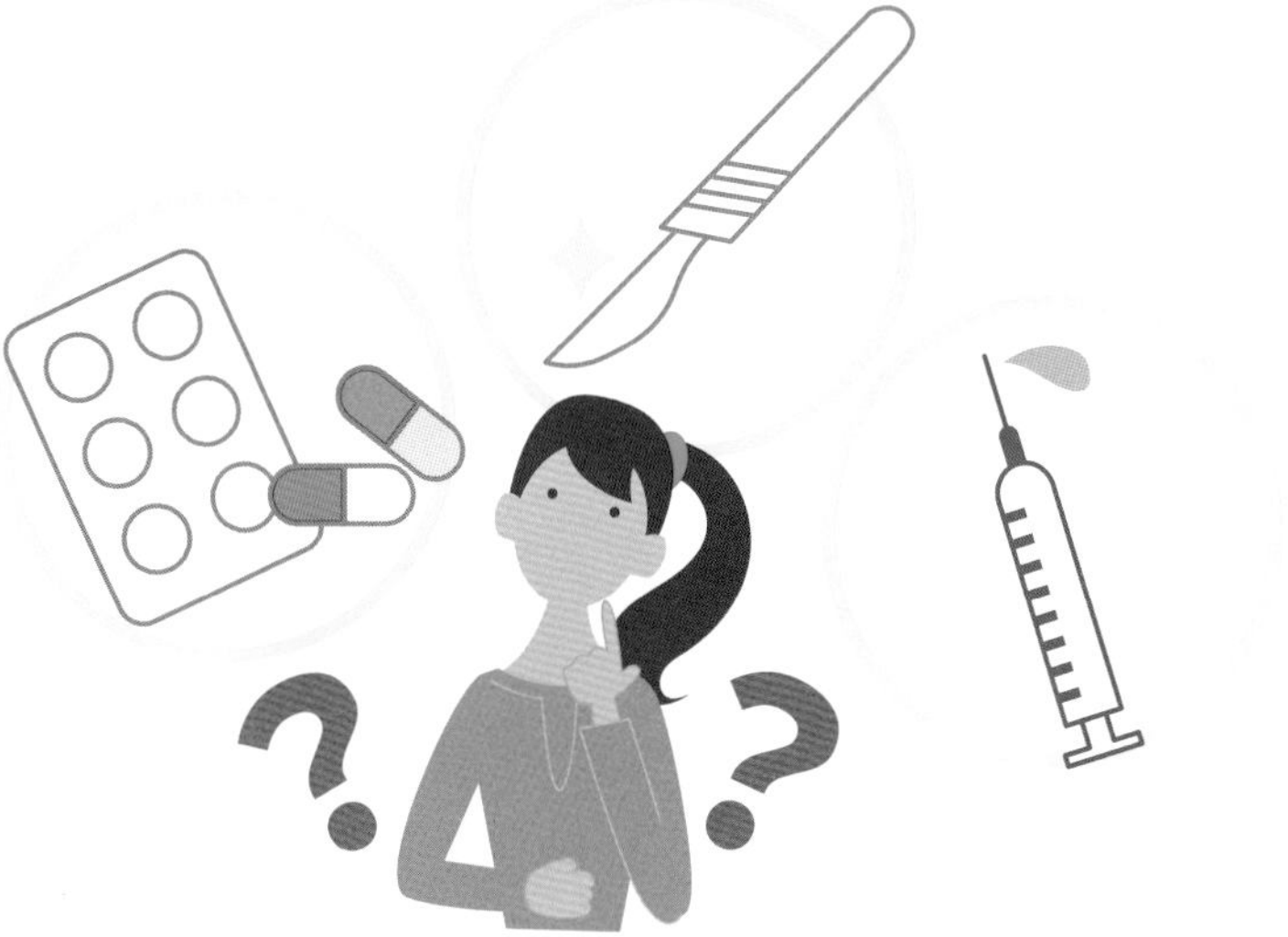

痔の進行度によって適切なときに手術を行うべきです。「薬の治療よりもジオン治療、ジオン治療よりも手術が良い」というわけではありません。時機を逃すと、手術しても完全に痔が治らないこともあります。

出血が赤いから
痔で
大腸がんではない？

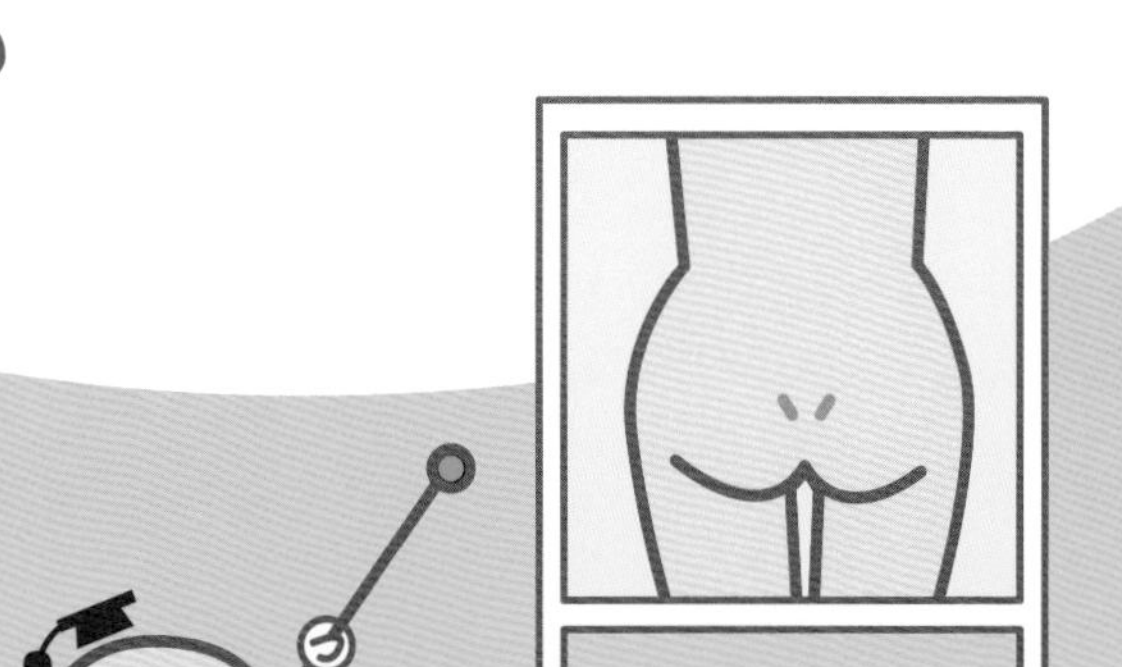

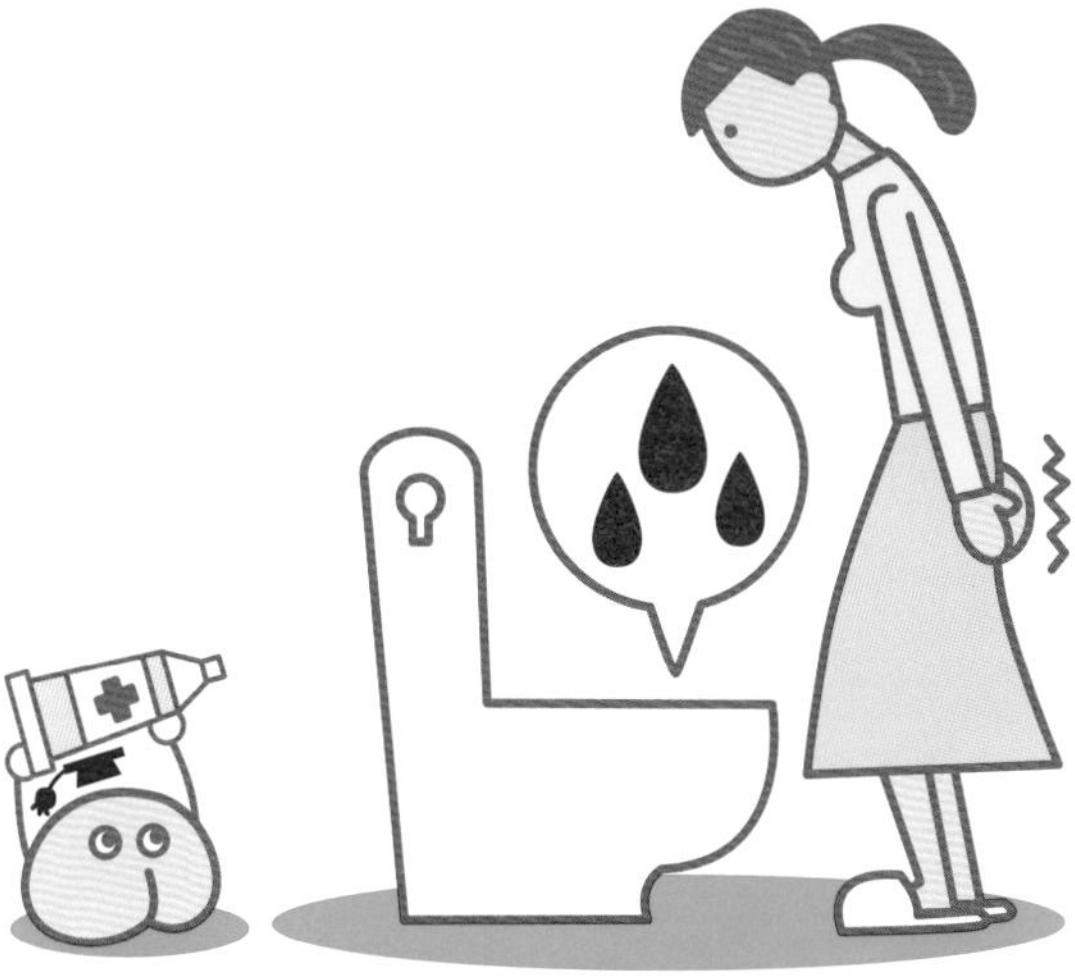

出血が赤いから痔というわけではありません。S状結腸や直腸がんの出血は痔と変わらず赤い出血です。

痔の手術は1週間の入院が必要？

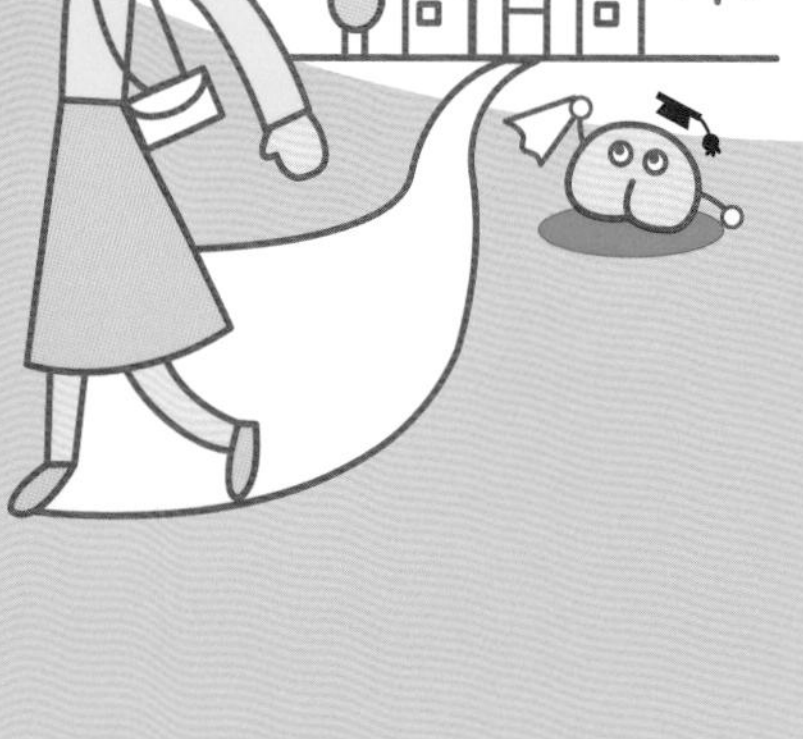

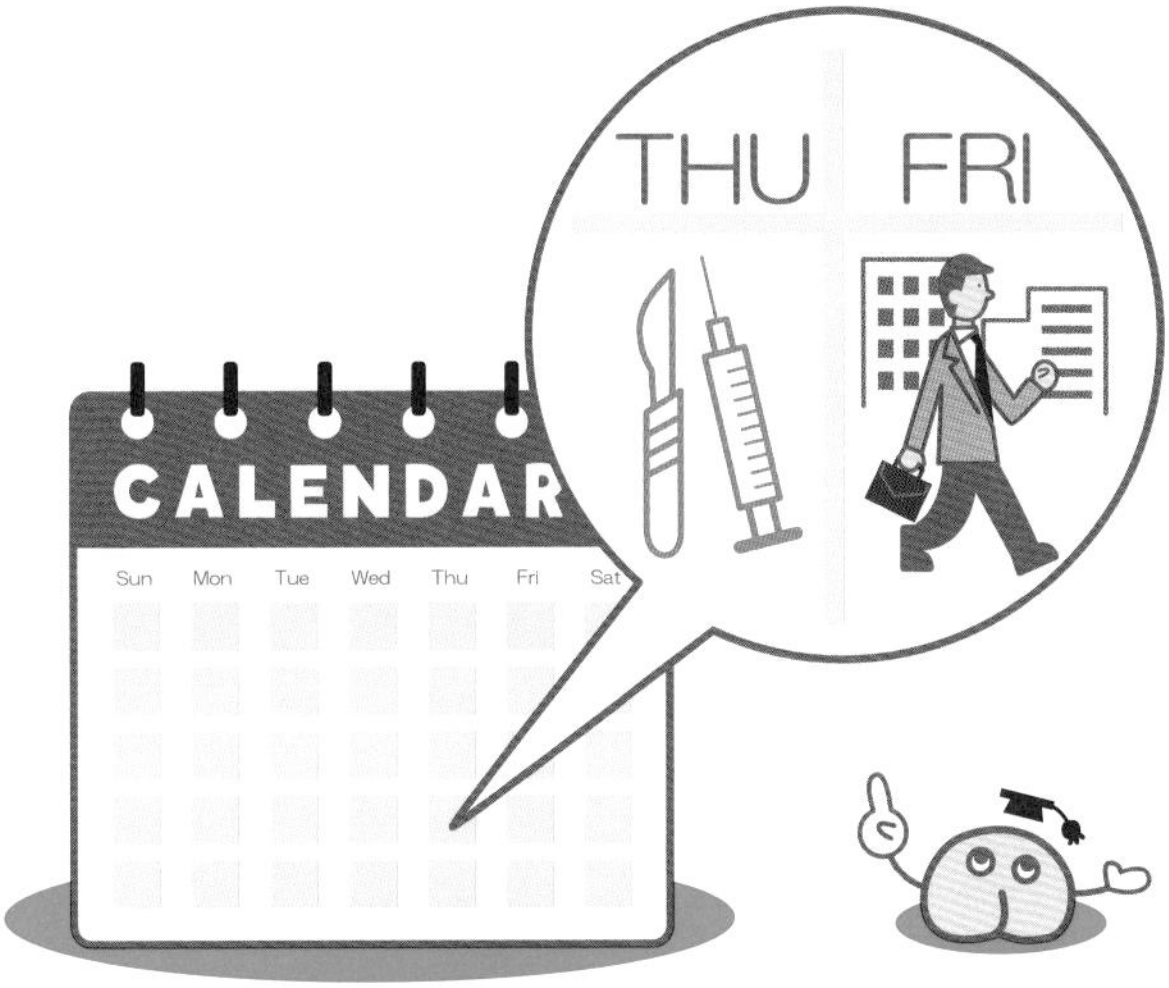

現在、ほとんどの手術は日帰りで行っています。以前は入院が必要だった嵌頓《かんとん》痔核《じかく》も、日帰り手術ができるようになりました。

マヨネーズ出しは痔を悪くする

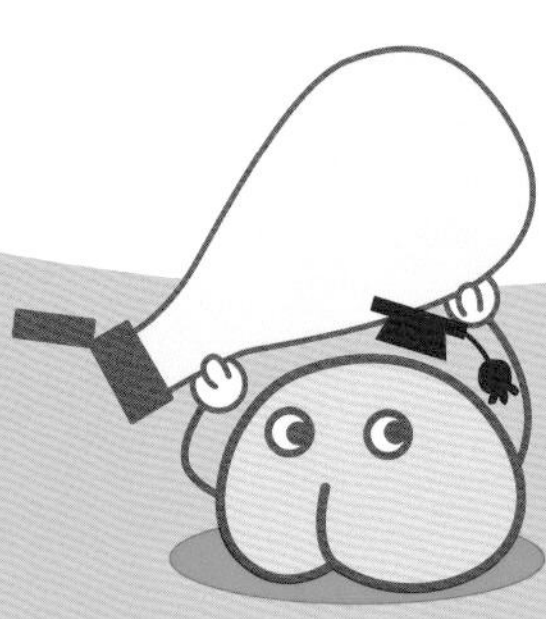

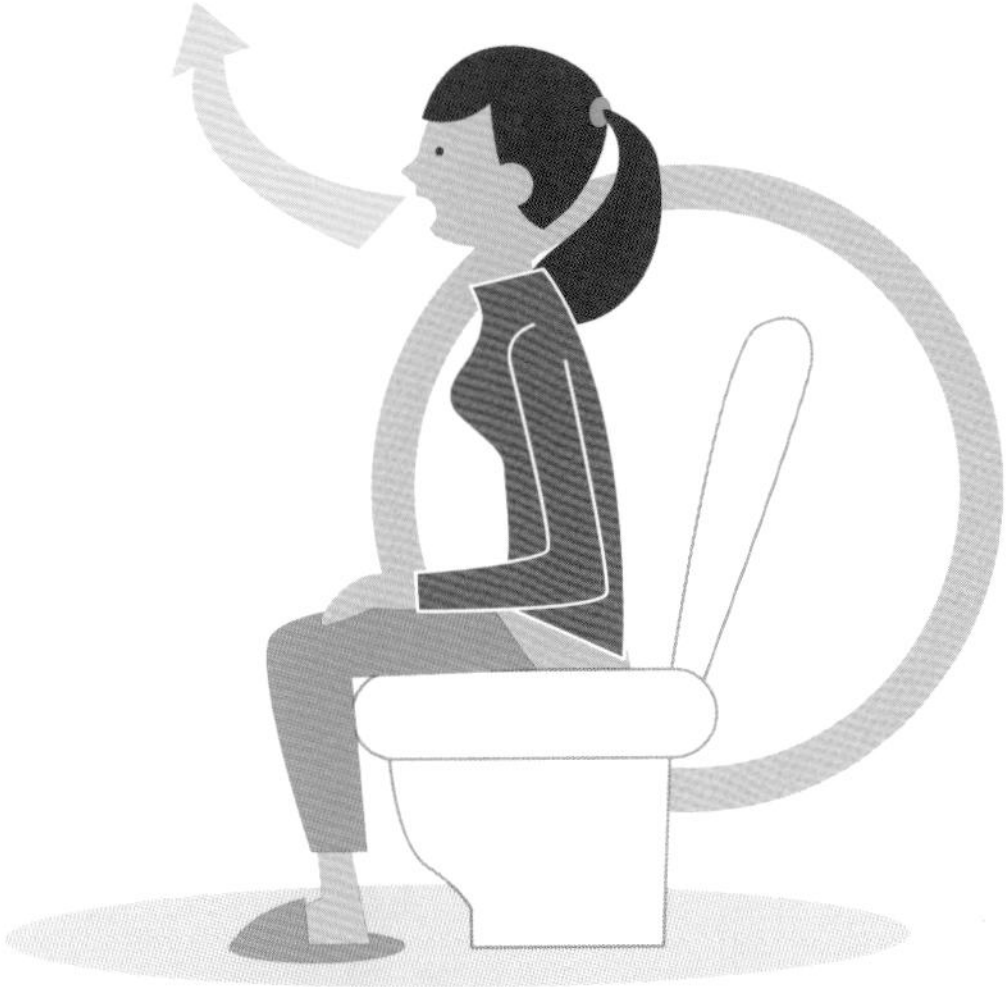

きれ痔の人は排便時に肛門が開くと痛いと思って、肛門を閉めて排便をするようになります。

この排便の仕方は「マヨネーズ出し」と呼ばれ、きれ痔を悪化させます。口を開けて息を吐くようにして排便しましょう。

痔にならないためには？

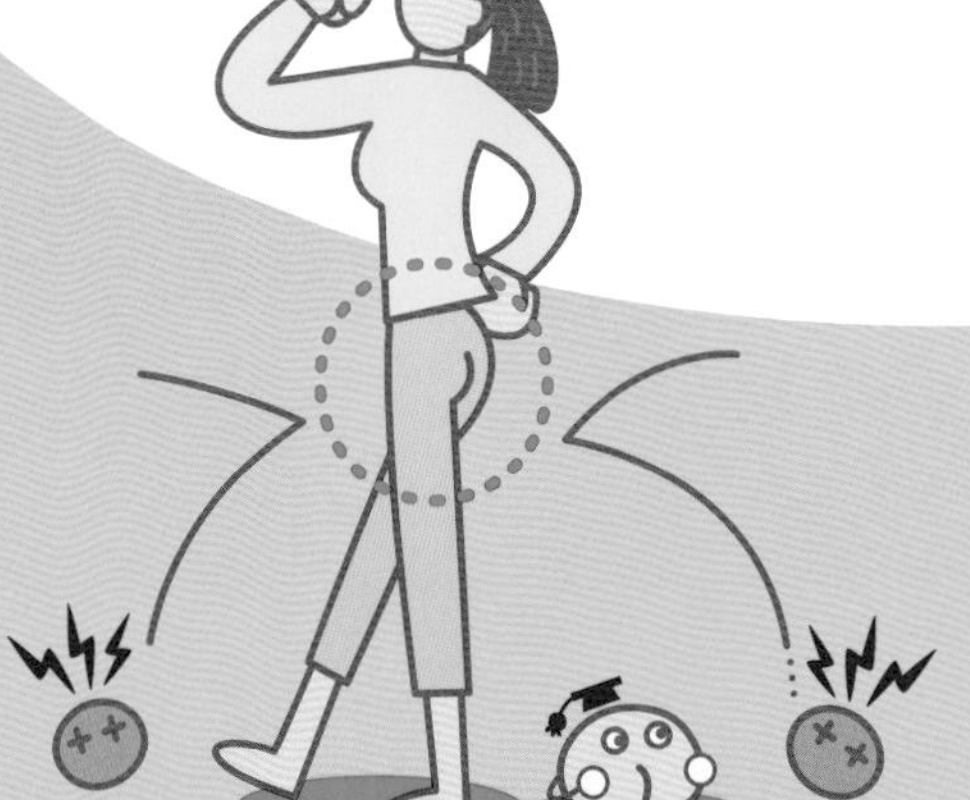

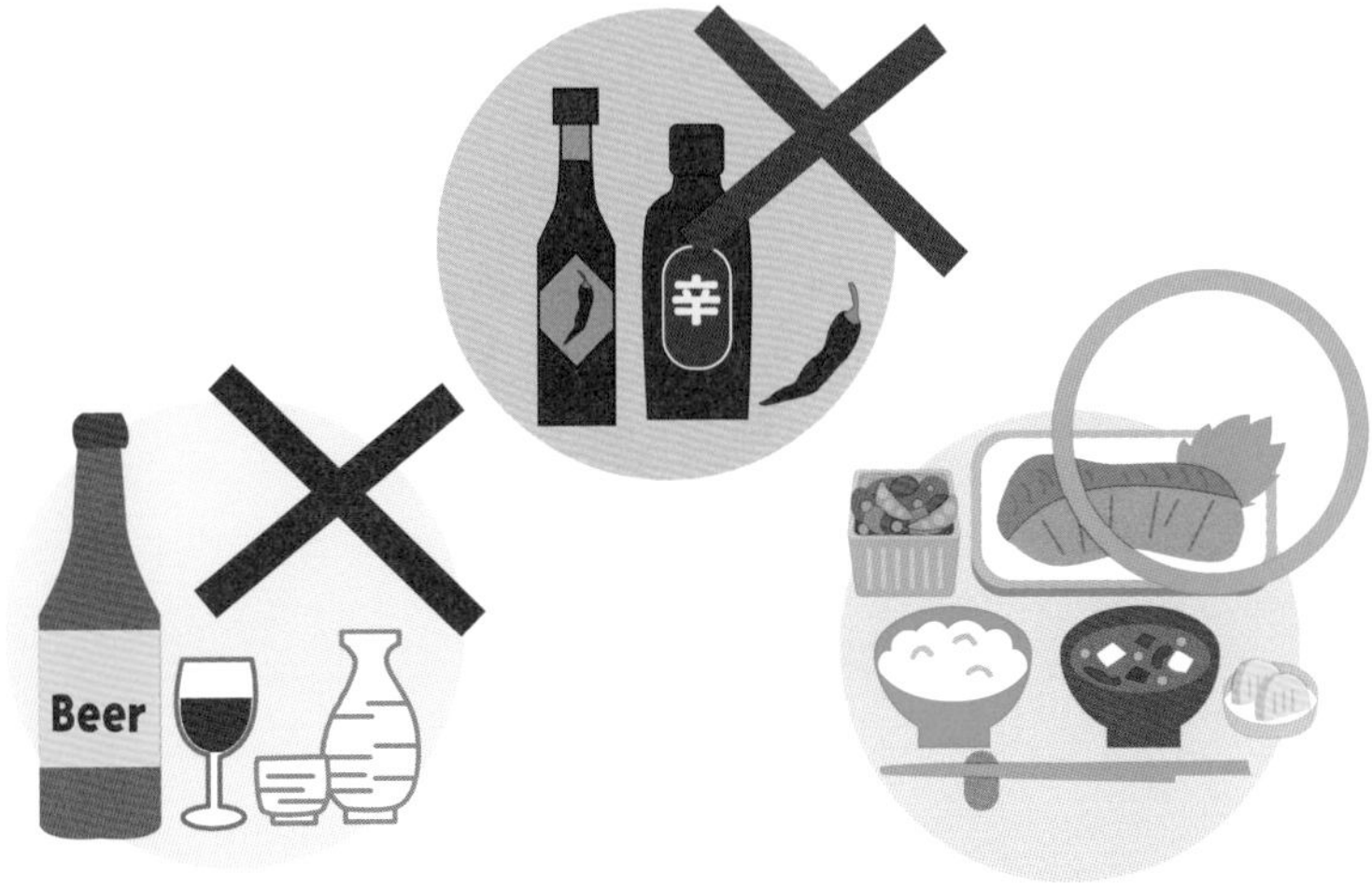

「快食、快便、アルコール、刺激物を取りすぎない」

この一言につきます。

❶快食＝バランスの良い適量の食事。過食しないこと。

❷快便＝太さは人差し指以上、硬さはバナナ程度、便意に従って強くいきむこともなく、排便すること。

❸過度なアルコールの摂取を避ける。

❹過度な香辛料の摂取を避ける。

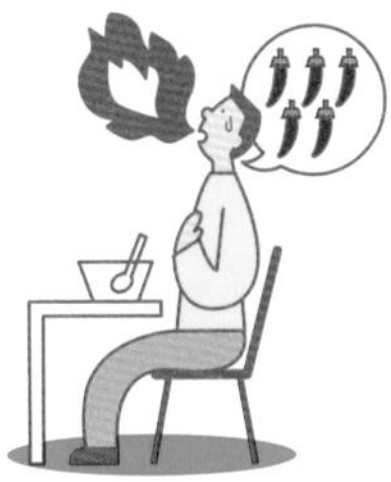

おわりに

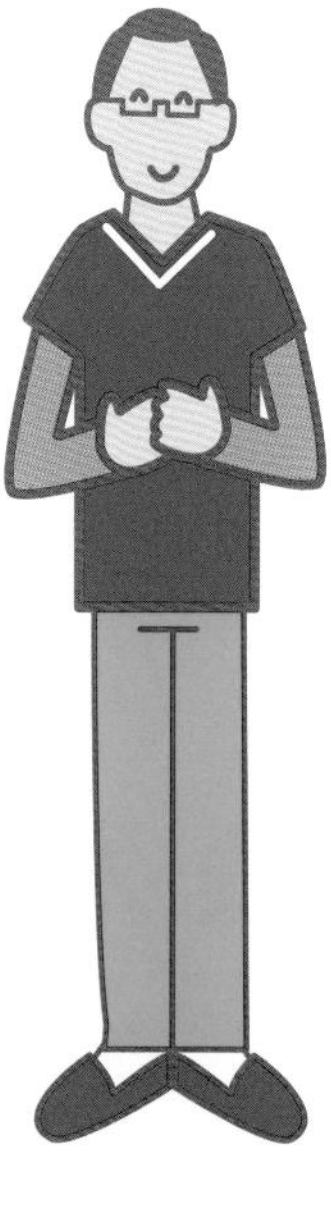

人間の機能として「食べること」に並んで大切である「出すこと」、すなわち排便。その出口である肛門にできる病気が「痔」です。肛門は自分の体の一部であり、毎日使っているにもかかわらず、あまり目が向けられていません。それどころか「周りの人に痔だと知られたくない。恥ずかしい」と、話題にするのを避ける人もいます。これが病気の知識を乏しくし、予防情報に触れる機会を失わせています。

症状が悪化し、痛みに耐えきれなくなって病院を受診するか、また「排便が気がかりで、一日中トイレの心配をしなくてはならない」など、日常生活に支障が出るまで我慢する人も少なくありません。

長年診療するなかで、知識や情報が十分でないため、受診や治療のタイミングを逸して症状を悪化させている例をたくさん見てきました。「もっと早く受診していたら、痛みも軽く、治療の負担も少なくてすんだのに」と残念に思うことがしばしばあります。体のしくみや痔が起こるメカニズムを理解して対策を講じれば、悪化を避けられたケースは数えきれません。また、痔は現代病であり、生活習慣の見直しによっても予防が可能です。

十分な情報がないまま受診するのを戸惑い、緊張や恐怖心から治療に踏み出すことができない……。そんな方に向けて、本書を記しました。分かりやすく解説し、読むと気持ちが明るくなる本を目指しました。再発を防ぐ生活習慣は、痔のあるなしに関わらず、どなたにも当てはまる内容なので、ぜひご家族で参考にしてください。

痔に悩む方が最適な治療を受け、快適な生活に戻られること、そして、痔であってもなくても、自分のおしりに関心をもち、日常的に話題にして、大いに情報交換できる世の中になることを願っています。

２０２３年７月吉日

医療法人社団斗南堂理事長

井藤尚文

本書についての
ご意見・ご感想はコチラ

井藤尚文（いとう　なおふみ）

医療法人社団斗南堂 理事長。

1986年帝京大学医学部卒。帝京大学医学部附属病院第二外科、東京都老人医療センター、板橋中央総合病院勤務を経て、1994年9月、医療法人社団斗南堂八王子クリニック開院。2023年には八王子クリニック新宿を開院。痔の日帰り手術件数が累計2万8000件を超える国内における痔の日帰り手術のパイオニア。

「痔《じ》」ってなぁに？

誰でも分かる痔の基礎知識

2023年7月31日　第1刷発行

著　者　　井藤尚文
発行人　　久保田貴幸

発行元　　株式会社 幻冬舎メディアコンサルティング
〒151-0051　東京都渋谷区千駄ヶ谷4-9-7
電話　03-5411-6440（編集）

発売元　　株式会社 幻冬舎
〒151-0051　東京都渋谷区千駄ヶ谷4-9-7
電話　03-5411-6222（営業）

印刷・製本　瞬報社写真印刷株式会社
装丁・イラスト　伊東ぢゅん子
デザイン　山口真央

検印廃止

ISBN 978-4-344-94692-7　C0047
幻冬舎メディアコンサルティング HP
https://www.gentosha-mc.com/